高等院校医学实验教学系列教材

系统解剖学实验教程

主　编　余崇林　范光碧

副主编　王继丰　胡光强　李开荣　先德海

编　委　（按姓氏笔画排列）

丰　洁　王　云　王　晶　王继丰　朱　燕

先雄斌　先德海　乔　芮　汤华军　孙国刚

李开荣　余崇林　张　威　陈　波　范光碧

周正丽　郑宇杰　胡光强　高　云　高小青

常能彬　曾昭明　熊怀林　戴　穹

科学出版社

北　京

内 容 简 介

系统解剖学是一门重要的基础医学课程，是医学生的必修课。为提高实验教学质量，我们结合多年的实验教学经验，组织人员编写了这本《系统解剖学实验教程》。本教程与理论教材内容编排顺序一致，涵盖系统解剖学全部实验内容。全书共23个实验，每个实验包括实验目的、实验材料、实验内容及复习思考题四个部分。书末附有填图练习、考试试题样卷等，旨在帮助学生全面理解与掌握人体的重要结构，培养学生分析问题与解决问题的能力。

本教程供高等院校基础医学、临床医学等医学类专业学生使用，同时可作为教师备课及实验技术人员标本准备的参考用书。

图书在版编目（CIP）数据

系统解剖学实验教程 / 余崇林，范光碧主编．— 北京：科学出版社，2020.8

高等院校医学实验教学系列教材

ISBN 978-7-03-063001-8

Ⅰ.①系… Ⅱ.①余… ②范… Ⅲ.①系统解剖学－实验－医学院校－教材 Ⅳ.① R322-33

中国版本图书馆CIP数据核字（2019）第254035号

责任编辑：周 园 / 责任校对：郭瑞芝

责任印制：霍 兵 / 封面设计：陈 敬

科学出版社 出版

北京东黄城根北街16号

邮政编码：100717

http://www.sciencep.com

北京汇瑞嘉合文化发展有限公司印刷

科学出版社发行 各地新华书店经销

*

2020年8月第 一 版 开本：787×1092 1/16

2025年1月第七次印刷 印张：8

字数：204 000

定价：45.00元

（如有印装质量问题，我社负责调换）

前　　言

系统解剖学是按人体的器官系统研究正常人体的形态结构、功能及生长发育规律的科学，是极其重要的基础医学课程，是医学生的主干课和必修课。学习系统解剖学的目的，是系统掌握人体各系统器官的位置、形态、结构、毗邻及临床应用，为进一步学习其他基础医学课程和临床医学课程奠定坚实的基础。

系统解剖学属形态学科范畴，其实验教学是学习该课程最重要的环节，通过对人体标本与模型的观察与辨认，不仅可巩固理论知识，建立对人体结构完整、直观和形象的认识，而且通过实验观察，可加深对人体立体结构的充分理解，有助于强化记忆、提高学习效率。因此，系统解剖学实验是对理论知识学习的有益辅助和补充，是学习系统解剖学必不可少的重要途径。

人体结构非常复杂，名词术语众多，内容庞杂，需要记忆诸多的解剖学结构，使初学者倍感困难。因此，为学生提供一本实用的实验教材尤为重要。基于此，我们组织教师编写了《系统解剖学实验教程》，该教程是在总结多年解剖学实验教学经验的基础上，根据系统解剖学实验教学大纲的要求，以理论教材为蓝本编写的配套教材。本书共 23 个实验，涵盖系统解剖学全部实验教学内容。每个实验包括实验目的、实验材料、实验内容及复习思考题四个部分，旨在帮助同学们在实验过程中有目的、按步骤、有重点地进行标本解剖、模型的观察与辨认，形象地理解、认识和掌握人体的重要结构，培养学生分析问题与解决问题的能力。本实验教材注重实用性、科学性和启发性，各实验安排顺序与理论教材同步，力求文字简洁、通俗易懂，注重按观察顺序描述，强调逻辑性，同时突出重点观察内容，每个实验的复习思考题可帮助同学们检查学习效果。为使同学们更直观地学习，本书提供了重要的器官与结构的实物标本彩色照片 70 幅，填图练习共有图片 44 幅。书后还附有系统解剖学考试试题样卷，方便同学们熟悉考试题型。此外，书末还附有脊髓和脑干常见损伤及临床表现，旨在为参加国家执业医师资格考试的临床医学、麻醉医学、医学影像学专业学生提供参考。

本教程供高等院校基础医学、临床医学等医学类专业学生使用，同时可作为实验室人员准备实验材料的参考书。

参与本书编写的人员均为从事系统解剖学教学多年，并具有丰富教学经验的一线教师。但由于编者水平有限，书中缺点与疏漏在所难免，敬请广大读者不吝赐教指正，以便再版时修正完善。

余崇林　范光碧

2019 年 5 月

目　录

实验一　骨学总论、躯干骨

一、实验目的

1. 掌握　骨的分类和构造；躯干骨的组成；椎骨的一般形态和各部椎骨的特征；典型肋的形态结构；胸骨的形态、分部及结构；胸骨角的概念和临床意义。

2. 熟悉　骨的化学成分和物理特征；躯干骨的骨性标志。

3. 了解　骨的血管、神经和淋巴管；骨的发生与发育；骨的可塑性；椎骨的变异；非典型肋骨的形态特点。

二、实验材料

1. 全身骨架模型。

2. 典型长骨（肱骨或股骨）、短骨（腕骨或跗骨）、扁骨（颅盖骨或肋骨）和不规则骨（椎骨、上颌骨）的干燥纵切标本；籽骨（髌骨）瓶装标本。

3. 新鲜猪腿骨（股骨）标本（显示骨膜、骨髓、关节软骨等）。

4. 脱钙骨（肋骨）和煅烧骨瓶装标本。

5. 躯干骨（全部颈椎、胸椎、腰椎、骶骨、尾骨；肋骨、胸骨）干燥分离标本。

三、实验内容

（一）观察骨的分类

人体有 206 块骨，按部位分为颅骨、躯干骨和四肢骨；按形态分为长骨、短骨、扁骨和不规则骨 4 类。

利用全身骨架模型观察颅骨、躯干骨和四肢骨的位置。

利用典型长骨的干燥分离切开标本和瓶装标本观察骨的形态分类。

1. 长骨　呈长管状，分布于四肢，分为一体两端。体又称**骨干**，其内部的空腔称**髓腔**。两端膨大称**骺**，有光滑的**关节面**。骨干和骺相邻的部分称**干骺端**。

2. 短骨　形似立方形，成群分布，如腕骨和跗骨。

3. 扁骨　呈板状，参与构成颅腔、胸腔和盆腔的壁，起保护作用。

4. 不规则骨　形态不规则（如椎骨），某些不规则骨内有空腔，称**含气骨**（如上颌骨）。

此外，还有位于肌腱内的**籽骨**，如髌骨是人体最大的籽骨。

（二）观察骨的构造

骨主要由骨质、骨膜和骨髓构成，此外还有骨的血管、神经和淋巴管。

利用典型的长骨、短骨、扁骨和不规则骨的干燥纵切标本，籽骨瓶装标本结合新鲜猪腿骨标本观察。

1. 观察骨质　分为骨密质和骨松质。骨密质质地致密，分布于骨的表面。骨松质呈海绵状，由片状的骨小梁交织排列而成，配布于骨的内部。颅盖骨表层为骨密质，分别称外板和内板，内、外板之间的骨松质称**板障**。

2. 观察骨膜 由致密结缔组织构成，被覆于除关节面以外的骨的表面，分为内、外两层。外层致密，内层疏松。骨膜对骨的营养再生和感觉有重要作用。此外，在长骨髓腔和骨松质腔隙内面贴附一层菲薄的结缔组织膜称**骨内膜**。

3. 观察骨髓 是充填于髓腔和骨松质间隙内的软组织，分为红骨髓和黄骨髓。胎儿和幼儿的骨髓为红骨髓，具有造血功能；5 岁以后，长骨骨干内的红骨髓逐渐被脂肪组织代替，失去造血功能。

（三）观察骨的化学成分与物理特征

骨由有机质和无机质构成，有机质主要是骨胶原纤维束和黏多糖蛋白等，使骨具有弹性和韧性。无机质主要是碱性磷酸钙，使骨坚硬挺实。

利用煅烧骨和脱钙骨（肋骨）瓶装标本观察。煅烧骨（通过燃烧去掉有机质），骨仍有其外形，但脆而易碎，用拇指与示指即可轻轻将其捏碎。脱钙骨（通过酸浸泡而去掉无机质）具有骨的形状，但变得柔软而有弹性，可将肋骨打结。

（四）观察躯干骨

躯干骨共 51 块，包括颈椎 7 块，胸椎 12 块，腰椎 5 块，骶骨 1 块、尾骨 1 块，胸骨 1 块，肋 12 对（24 块）。

1. 观察椎骨

（1）观察椎骨的一般形态：取胸椎观察（图 1-1）。椎骨由前方的**椎体**和后方的**椎弓**组成，两者围成的孔称**椎孔**。全部椎骨的椎孔相连构成的骨性管称**椎管**。椎体呈短圆柱形，是椎骨负重的部分，其表面为薄层骨密质，内部为骨松质。椎弓为弓形的骨板，紧连椎体的缩窄部分称**椎弓根**，根的上、下缘各有一切迹，称**椎上切迹**与**椎下切迹**，相邻椎骨的椎上、下切迹共同围成**椎间孔**。两侧椎弓根向后内扩展变宽的部分称**椎弓板**。由椎弓发出 7 个突起：椎弓后部正中向后或后下方发出 1 个**棘突**；由椎弓向两侧发出 1 对突起称**横突**；在椎弓根与椎弓板结合处向上、下方各发出 1 对突起，分别称**上关节突**和**下关节突**。

（2）各部椎骨的特征

1）观察颈椎（图 1-2）：椎体较小，横断面呈椭圆形。椎孔较大，呈三角形。上、下关节突的关节面近水平位。横突根部有一圆孔，称**横突孔**。第 2 ～ 6 颈椎的棘突较短且末端分叉。

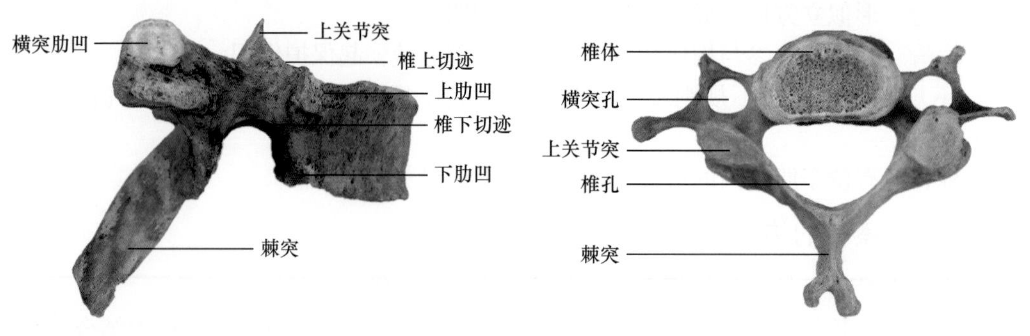

图 1-1 胸椎（侧面观）　　图 1-2 颈椎（上面观）

再观察几个特殊的颈椎，①第 1 颈椎：又称**寰椎**（图 1-3），呈环状，无椎体、棘突和关节突，由前、后弓和两侧块组成。前弓后面有**齿突凹**，与枢椎的齿突相关节。侧块上面有椭圆形关节面，与枕髁相关节；下面有圆形关节面与枢椎的上关节面相关节。后弓上面有横行的椎动脉沟。②第 2 颈椎：又称**枢椎**（图 1-4）。椎体向上伸出的指状突起称**齿突**。③第 6 颈椎：其横突末端前方的结节特别隆起，称**颈动脉结节**。④第 7 颈椎：又称隆椎。棘突特别长且末端不分叉，是计数椎骨序数的标志。

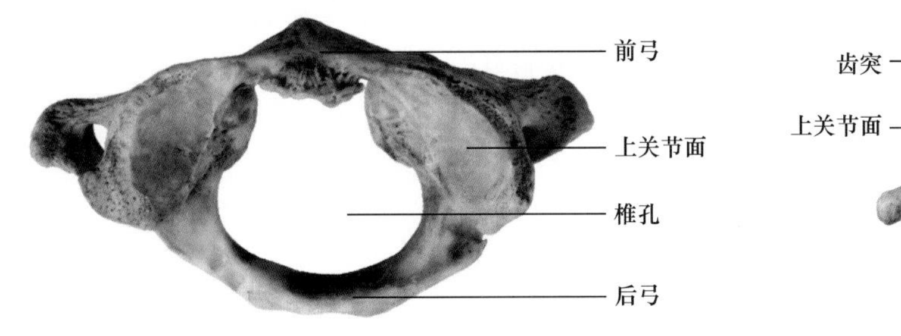

图 1-3　寰椎（上面观）

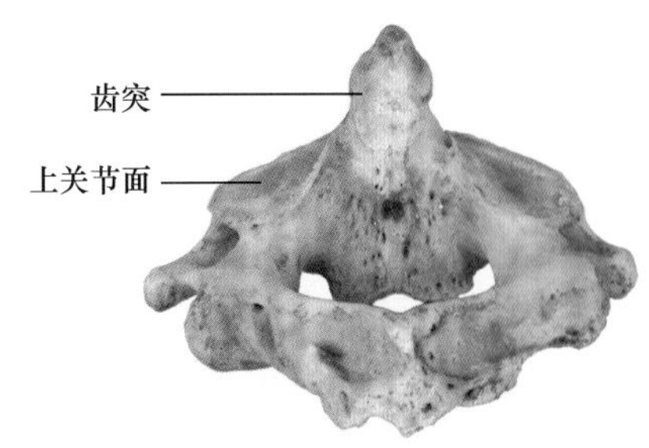

图 1-4　枢椎（上面观）

2）观察胸椎：椎体自上而下逐渐增大，横断面呈心形。在椎体侧面后份的上、下缘处，各有一半圆形浅凹，称**上、下肋凹**，与肋头相关节。在横突近末端前面，有圆形的**横突肋凹**，与肋结节相关节。关节突的关节面几乎呈冠状位。棘突较长，伸向后下方，各相邻棘突呈叠瓦状排列。

3）观察腰椎：椎体粗壮，横断面呈肾形。椎孔呈三角形。上、下关节突的关节面呈矢状位。棘突呈板状，水平伸向后方，各棘突间的间隙较宽，是临床上实施腰椎穿刺术的解剖学基础。

现将颈、胸、腰椎的主要特点总结于表 1-1。

表 1-1　颈椎、胸椎和腰椎的主要特点比较

椎骨	椎体	棘突	横突	关节突
颈椎	较小，横断面呈椭圆形	短而末端分叉（C_2 ～ C_6）	有横突孔	近水平位
胸椎	从上到下逐渐增大，横断面呈心形，有上、下肋凹（与肋头相关节）	较长，斜向后下，呈叠瓦状排列	有横突肋凹（与肋结节相关节）	冠状位
腰椎	粗壮，横断面呈肾形	短而宽，呈板状，水平伸向后方	—	近矢状位

4）观察骶骨：骶骨由 5 块骶椎融合而成，呈底向上，尖向下的三角形。底上缘中部向前隆凸称**岬**，尖与尾骨相接。骶骨前面中部有 4 条**横线**，为骶椎体融合的痕迹。横线两端有 4 对**骶前孔**。骶骨背面粗糙隆凸，其正中线上有**骶正中嵴**，嵴外侧有 4 对**骶后孔**。骶管上通椎管，其下端的裂孔称**骶管裂孔**，裂孔两侧有向下的突起称**骶角**，是骶管麻醉的标志。骶骨外侧部上份有**耳状面**。

5）观察尾骨：尾骨由 4 块退化的尾椎融合而成。上接骶骨，下端游离为尾骨尖。

2. 观察胸骨　胸骨位于胸前壁正中，为长方形扁骨，分为柄、体和剑突 3 部。胸骨柄上宽下窄，上缘中份稍凹陷，为**颈静脉切迹**，切迹两侧有**锁切迹**与锁骨相关节。柄外侧缘上份接第 1 肋。柄与体连接处微向前突，称**胸骨角**，两侧平对第 2 肋，可在体表扪及，是计数肋的重要标志。胸骨体呈长方形，外侧缘接第 2 ～ 7 肋软骨。剑突扁而薄，下端游离。

3. 观察肋 观察干燥的分离肋骨及人体全身骨架模型。肋由肋骨与肋软骨组成，共 12 对。主要观察典型肋骨的形态：肋骨属扁骨，分为体和前、后两端。其后端膨大称**肋头**，与胸椎肋凹相关节。肋头外侧稍细称**肋颈**。肋颈外侧的粗糙突起称**肋结节**，与相应胸椎横突肋凹相关节。肋体分内、外两面和上、下两缘。其内面近下缘处有**肋沟**，有肋间神经、血管经过。肋体的后份急转弯处称**肋角**。肋骨前端接肋软骨。非典型肋骨（第 1、2、11、12 肋）请对照教材观察。肋软骨位于各肋骨前端，第 1 ～ 7 对肋软骨与胸骨相连，第 8 ～ 10 对肋软骨依次连结于上位肋软骨，第 12 对肋软骨末端游离于腹肌中。

四、复习思考题

1. 简述骨的形态分类。
2. 比较颈椎、胸椎和腰椎的主要特点。
3. 简述胸骨角的位置、形态及意义。

（朱　燕）

实验二　颅　　骨

一、实验目的

1. 掌握　脑颅骨和面颅骨的数量、名称及位置，下颌骨的形态结构；颅底内面观颅前窝、颅中窝和颅后窝的主要孔裂；颅侧面观；鼻旁窦的名称、位置及开口部位；颅囟。

2. 熟悉　颅顶面观；颅后面观；颅前面观（额区、眶及骨性口腔的结构）；颅底外面观；新生儿颅的特征。

3. 了解　各分离颅骨的形态与结构；颅前、中、后窝的构成；颞下窝和翼腭窝的位置与交通。

二、实验材料

1. 完整成人颅标本（示各脑颅骨和面颅骨的位置）。
2. 颅水平面标本（经眉弓横切，用以观察颅盖及颅底内面和外面）。
3. 颅正中矢状面标本（显示骨性鼻腔外侧壁和鼻旁窦）。
4. 分离颅骨标本（额骨、顶骨、枕骨、颞骨、蝶骨、筛骨、上颌骨、下颌骨、舌骨）。
5. 新生儿颅瓶装标本（显示新生儿颅的特征）。
6. 颅的模型。
7. 人体骨架模型。

三、实验内容

颅位于脊柱上方，由23块扁骨和不规则骨组成。颅以眶上缘和外耳门上缘的连线为界，分为后上部的脑颅骨和前下部的面颅骨。

（一）观察脑颅骨

脑颅骨共8块，成对的有颞骨和顶骨，不成对的有额骨、枕骨、蝶骨和筛骨。利用完整成人颅标本、分离颅骨标本、颅的模型和人体骨架模型观察。

1. 额骨　位于颅的前上方，分为额鳞、眶部和鼻部三部分。

2. 顶骨　位于颅顶中部，左右各一，为四边形扁骨。

3. 枕骨　位于颅的后下部，其前下部有**枕骨大孔**，孔两侧有椭圆形的关节面称**枕髁**。

4. 颞骨　位于颅两侧，左右各一，为不规则骨，参与构成颅腔侧壁及颅底，分为鳞部、岩部和鼓部三部分。

5. 蝶骨　位于颅底中央，形似蝴蝶，分为蝶骨体、大翼、小翼和翼突四部分。

6. 筛骨　位于两眶之间、额骨与蝶骨之间，呈“巾”字形，分为筛板、垂直板和筛骨迷路三部分。

（二）观察面颅骨

面颅骨共15块，其中成对的有上颌骨、鼻骨、泪骨、下鼻甲、颧骨和腭骨，不成对的包括犁骨、舌骨和下颌骨。

利用完整成人颅标本和颅的模型观察。

1. 上颌骨　位于面部中央，分为一体（上颌体）四突（额突、颧突、腭突和牙槽突）。

2. 鼻骨　位于鼻背，为长条形的小骨片。

3. 泪骨　位于眶内侧壁前方，为方形的骨片。

4. 腭骨　位于上颌骨腭突与蝶骨翼突之间，呈“L”形，分为水平板和垂直板两部分。

5. 颧骨　位于眶的外下方，呈菱形。

6. 下鼻甲　为附于上颌体和腭骨垂直板鼻面的薄而卷曲的骨片。

7. 下颌骨　分为一体两支。①**下颌体**：其下缘圆钝为**下颌底**，上缘构成牙槽弓；体外面中部前凸的部分称**颏隆凸**；其前外侧面有**颏孔**，内侧面正中有**颏棘**。②**下颌支**：为下颌体向后上方伸出的方形骨板，其外面后下部较粗糙的部分称**咬肌粗隆**。下颌支末端有两个突起，前方为**冠突**，后方为**髁突**，两突之间的凹陷称**下颌切迹**。髁突的上端膨大为**下颌头**，头下方较细处称**下颌颈**。下颌支后缘与下颌底相交处为**下颌角**，下颌支内面中央的小孔称**下颌孔**，向前通**下颌管**。

8. 犁骨　位于骨性鼻腔下壁中央，为斜方形小骨片，参与构成骨性鼻中隔。

9. 舌骨　位于下颌骨后下方、喉的上方，呈马蹄铁形，中央部称**舌骨体**，向后外伸出长的突起称**大角**，向上伸出短小的突起称**小角**。

（三）观察颅顶面（颅盖）

利用颅水平面标本观察颅盖。首先观察颅顶外面，可见 3 条重要的骨缝：位于额骨与两块顶骨交界处的**冠状缝**，两侧顶骨连结处的**矢状缝**，两侧顶骨与枕骨连结处的**人字缝**。再将颅盖反向翻转，观察颅顶内面的结构，正中线上的浅沟称**上矢状窦沟**，沟两侧可见许多凹陷称**颗粒小凹**。颅顶内面两侧有呈树枝状的动脉沟，为脑膜中动脉及分支形成的压迹。

（四）观察颅后面

利用完整成人颅标本观察。人字缝后下方粗糙的骨面称枕鳞，其中央最突出部分为**枕外隆凸**。隆凸两侧可见两对弓形的骨嵴，上一对称**上项线**，下一对称**下项线**。

（五）观察颅底内面

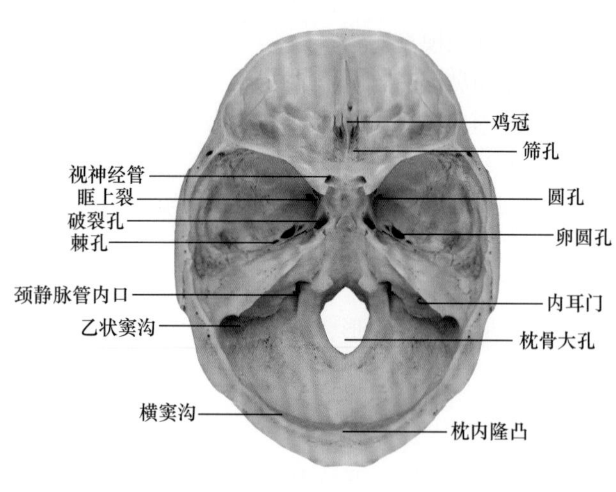

图 2-1　颅底内面观

颅底内面高低不平，由右前向后有 3 个呈阶梯状加深的窝，分别称颅前窝、颅中窝和颅后窝。各窝均有许多血管与神经穿经的孔、裂，大多与颅外相通（图 2-1）。

利用经眉弓的水平面标本观察：

1. 观察颅前窝　位置最高，正中线上由前向后依次为额嵴、盲孔、**鸡冠**等结构，可见**筛板**上有许多**筛孔**通鼻腔。

2. 观察颅中窝　其特点是中间窄，两侧宽广。窝的中部可见蝶骨体，上面有**垂体窝**，窝的前外侧的小孔称**视神经管**，通眶。两视神经管之间横行的浅沟称交叉前沟。垂体窝后方横行的骨性隆起称**鞍背**，垂体窝和鞍背统称为**蝶鞍**，其两侧的浅沟为**颈动脉沟**，向前经**眶上裂**通眶，蝶骨体与颞骨岩部尖端交界处不规则的孔称**破裂孔**。破裂孔后部的孔为**颈动脉管内口**。蝶鞍两侧，由前内向后外依次可见**圆孔**、**卵圆孔**和**棘孔**，其中卵圆孔和棘孔通颅底外面，圆孔则与翼腭窝相通。颞骨岩部前面中份的骨性隆起称**弓状隆起**，弓状隆起与颞鳞之间的薄骨板为**鼓室盖**，颞骨岩部前面近尖端处有一浅凹，称**三叉神经压迹**。

3. 观察颅后窝　位置最深，窝中央可见一大孔称**枕骨大孔**，孔前上方的平坦斜面为**斜坡**。孔的前外侧有**舌下神经管内口**、通颅底外面的舌下神经管外口。孔后上方有“十”字形隆起，其交汇处称**枕内隆凸**。由枕内隆凸向上的浅沟为上矢状窦沟，向两侧的沟为**横窦沟**，该沟向前内下呈“乙”字形转折称**乙状窦沟**，其末端终于较大的**颈静脉孔**。颞骨岩部后面的中部有**内耳门**，通内耳道。

（六）观察颅底外面

颅底外面高低不平，神经、血管通过的孔裂甚多，利用完整成人颅标本观察。

前部是上颌骨腭突和腭骨水平板构成的**骨腭**，骨腭正中的缝为腭中缝，其前端有切牙孔，通入切牙管。骨腭近后缘两侧的孔为**腭大孔**。骨腭以上可见**鼻后孔**，鼻后孔两侧的垂直板为翼突内侧板，其外侧的骨板为翼突外侧板。翼突外侧板的根部后外方可见较大的卵圆孔和较小的棘孔。

鼻后孔后方、颅底外面中部可见枕骨大孔，其两侧的椭圆形关节面为**枕髁**，髁前外侧稍上方的孔称**舌下神经管外口**。枕髁外侧的不规则孔为颈静脉孔，其前方的圆孔为**颈动脉管外口**，其后外侧细长的骨性突起为**茎突**，茎突根部后方与乳突根部之间的小孔为**茎乳孔**。

颧弓根部后方为**下颌窝**，窝前缘的隆起为**关节结节**。蝶骨、枕骨基底部和颞骨岩部尖围成的不规则孔为破裂孔，活体被软骨封闭。

（七）观察颅的侧面

利用完整成人颅标本观察。

颧弓是颧骨颞突与颞骨颧突构成的骨性弓，颧弓后部的后下方有**外耳门**，外耳门后下方的突起称**乳突**（图 2-2）。颧弓将颅侧面分为上方的**颞窝**和下方的**颞下窝**。

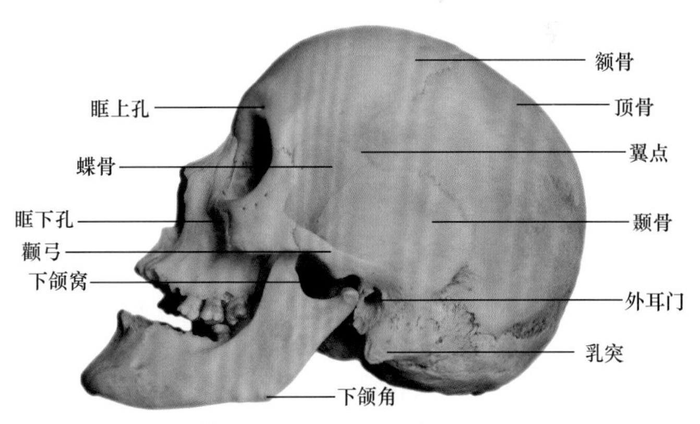

图 2-2　颅侧面观

1. 观察颞窝　在其前下部可见由额骨、顶骨、颞骨和蝶骨会合处形成的呈“H”形的骨缝，称**翼点**，位于颧弓中点上方约两横指处，此处骨质较薄弱，其内面有脑膜中动脉前支通过。

2. 观察颞下窝　是颧弓平面以下，上颌骨体后方、下颌支内侧的不规则间隙。其前壁为上颌骨体和颧骨，内壁为翼突外侧板，外壁为下颌支。上颌骨与蝶骨翼突之间的裂隙为翼上颌裂，该裂隙通**翼腭窝**，此窝是上颌骨体、蝶骨翼突和腭骨垂直板之间的狭窄而不规则的裂隙。

（八）观察颅的前面

颅的前面可见面颅诸骨，面部中部的孔为**梨状孔**，孔的外上方为眶，下方为骨性口腔。颅的前面分为额区、眶、骨性鼻腔和骨性口腔四部分。利用完整成人颅标本及正中矢状切的颅标本观察。

1. 观察额区 额区是眶以上的部分，其两侧可见明显的隆起为额结节。眶上缘内侧半上方的弓形隆起称**眉弓**，左、右眉弓间的平坦区称**眉间**。

2. 观察眶 眶为底朝前外、尖向后内的四棱锥体形腔隙，可分为上、下、内侧及外侧壁四壁。

（1）底：即眶口，略呈四边形。在眶上缘中、内 1/3 交界处可见**眶上切迹**（或**眶上孔**），眶下缘中点下方可见**眶下孔**。

（2）尖：尖端有一孔为**视神经管**，通颅中窝。

（3）上壁：在其前外侧部可见一深窝称**泪腺窝**。

（4）内侧壁：其前下部可见一长圆形窝为**泪囊窝**，向下经**鼻泪管**通鼻腔。

（5）下壁：其与外侧壁交界处有**眶下裂**，该裂中部可见前后方向的**眶下沟**，该沟向前通入骨质内的**眶下管**，向前下开口于**眶下孔**。

（6）外侧壁：其与上壁交界处后部可见**眶上裂**。

3. 观察骨性鼻腔 骨性鼻腔位于面颅中央、眶与上颌骨之间，其前方的开口称梨状孔，后方的开口称鼻后孔。鼻腔顶借筛骨筛板与颅前窝分隔，底为骨腭，其内侧壁为筛骨垂直板和犁骨构成的骨性鼻中隔，借此中隔将鼻腔分为左、右两半。鼻腔外侧壁可见三个向下卷曲的骨片，分别称为**上鼻甲**、**中鼻甲**、**下鼻甲**，每个鼻甲下方的间隙分别称**上鼻道**、**中鼻道**、**下鼻道**。上鼻甲后上方与蝶骨之间的间隙称**蝶筛隐窝**。

4. 观察骨性口腔 骨性口腔由上颌骨、下颌骨及腭骨围成。

（九）观察鼻旁窦

鼻旁窦是鼻腔周围含气的空腔，均开口于鼻腔。在颅正中矢状面标本上观察。**额窦**位于额骨眉弓的深面，开口于中鼻道。**蝶窦**位于蝶骨体内，开口于蝶筛隐窝，在筛骨标本上可见。**上颌窦**位于上颌骨体内，开口于中鼻道。**筛窦**位于筛骨迷路内，分为前、中、后 3 群，其中前、中群开口于中鼻道，后群开口于上鼻道。

（十）观察新生儿颅的特征

在瓶装新生儿颅的标本上观察。新生儿脑颅远大于面颅；额结节、顶结节和枕鳞等骨化中心所在的部位，发育明显，从颅顶观察呈五角形。额骨正中缝尚未愈合，眉弓、眉间不明显。颅盖骨尚未充分发育，骨间的间隙较为宽大，并由结缔组织膜填充，称为**颅囟**。其中**前囟**最大，位于矢状缝和冠状缝交汇处，呈菱形；**后囟**位于矢状缝和人字缝会合处，呈三角形。此外，还可见顶骨前下角的**蝶囟**和顶骨后下角的**乳突囟**。

四、复习思考题

1. 脑颅骨和面颅骨分别有哪些？
2. 颅前窝、颅中窝和颅后窝分别有哪些孔裂？
3. 简述鼻旁窦的名称、位置及开口部位。

（王　云）

实验三　上肢骨和下肢骨

一、实验目的

1. 掌握　上肢骨、下肢骨的名称、位置；锁骨、肩胛骨、肱骨、尺骨、桡骨的主要结构；腕骨的名称及排列。髋骨、股骨、胫骨与腓骨的主要结构；跗骨的名称及排列。上肢骨、下肢骨重要的体表标志。

2. 熟悉　掌骨、指骨、髌骨、跖骨、趾骨的形态结构。

3. 了解　上肢骨、下肢骨常见的变异和畸形。

二、实验材料

1. 人体骨架模型。
2. 锁骨、肩胛骨、肱骨、桡骨、尺骨的干燥离体标本。
3. 串制手骨标本。
4. 髋骨、股骨、髌骨、胫骨和腓骨的干燥离体标本。
5. 串制足骨标本。

三、实验内容

（一）上肢骨

上肢骨由与躯干相连接的上肢带骨和能自由活动的自由上肢骨两部分组成。上肢骨共64块，每侧32块。上肢带骨包括锁骨和肩胛骨，自由上肢骨包括肱骨、尺骨、桡骨和手骨，手骨包括腕骨、掌骨和指骨。

1. 观察上肢骨的位置　利用人体骨架模型观察。锁骨位于胸廓前上方，肩胛骨贴于胸廓后外侧上方，肱骨位于臂部，桡骨位于前臂外侧，尺骨位于前臂内侧，手骨位于桡骨和尺骨远端。

2. 观察上肢带骨　上肢带骨包括锁骨和肩胛骨。利用人体骨架模型和上肢带骨干燥离体标本观察，并结合自身触摸两骨重要的骨性标志。

（1）锁骨：位于胸廓前上方，全长可在体表扪及，略呈“～”形，其内侧端粗大称**胸骨端**，与胸骨柄相关节。外侧端扁平称**肩峰端**，与肩胛骨肩峰相关节。内侧2/3凸向前，呈三棱形，外侧1/3凸向后，扁平。锁骨上面光滑，下面粗糙。

（2）肩胛骨：为三角形扁骨，分两面、三缘和三角。腹侧面有一大的浅窝为**肩胛下窝**，背侧面有一横行骨嵴为**肩胛冈**，其外侧延伸的扁平突起称**肩峰**，肩胛冈上、下方的窝分别称**冈上窝**和**冈下窝**。上缘短而薄，外侧份的凹陷称肩胛切迹，最外侧突向前的指状突起称**喙突**。内侧缘薄而锐利。外侧缘肥厚。**上角**为上缘与内侧缘会合处，**下角**为内侧缘和外侧缘会合处，**外侧角**为上缘与外侧缘会合处，其朝外侧方的梨形浅凹称**关节盂**，与肱骨头形成关节，盂上、下方的粗糙隆起称盂上结节和盂下结节。在人体骨架模型上观察，上角平对第2肋，下角平对第7肋或第7肋间隙。在活体上触摸肩胛冈、肩峰、肩胛下角、喙突和内侧缘。

3. 观察自由上肢骨 自由上肢骨包括肱骨、尺骨、桡骨及手骨。利用自由上肢骨干燥离体标本及串制手骨标本结合骨架观察。

（1）肱骨：属长骨，分一体两端。其上端呈半球形膨大，朝向内后上方，称**肱骨头**，头周围的环形缩窄部称**解剖颈**。肱骨头外侧的隆起称**大结节**，前方的隆起称**小结节**。大结节、小结节各向下延伸出一嵴，分别称**大结节嵴**和**小结节嵴**。两结节间的纵沟称**结节间沟**。肱骨上端与两结节交界处稍细，称**外科颈**。肱骨体的上段呈圆柱形，下段呈三棱柱形，中部外侧有粗糙的**三角肌粗隆**，后面中份有从内上斜向外下的**桡神经沟**。肱骨下端前后较扁，外侧份有半球形的**肱骨小头**，内侧份有滑车状的**肱骨滑车**。小头前面上方的浅窝称**桡窝**，滑车前面上方的浅窝称**冠突窝**，滑车后面上方的深窝称**鹰嘴窝**。小头外侧和滑车内侧的突起，分别称**外上髁**和**内上髁**。内上髁后下方的浅沟为**尺神经沟**。学习上述结构时，可在自己身上触摸肱骨大结节、内上髁和外上髁。

（2）尺骨：属长骨，分一体两端。上端粗大，前面有呈半月形的凹陷称**滑车切迹**，其前下方的突起称**冠突**，后上方的突起称**鹰嘴**。冠突外侧面有**桡切迹**，前下方隆起称**尺骨粗隆**。尺骨体上段较粗，下段较细，外侧缘为锐利的骨间缘。尺骨下端为**尺骨头**，其前、外、后面是环状关节面，下面光滑。尺骨头后内侧有向下方的突起称**尺骨茎突**。在自己前臂内侧触摸尺骨鹰嘴、尺骨头及尺骨茎突。

（3）桡骨：属长骨，分一体两端。上端膨大为**桡骨头**，头上面有关节凹，周围有**环状关节面**。头下方略细为**桡骨颈**，颈下内侧的突起称**桡骨粗隆**。桡骨体呈三棱柱形，内侧缘是薄锐的骨间缘。桡骨下端前凹后凸，外侧有向下的突起称**桡骨茎突**，内侧有**尺切迹**，下面有**腕关节面**。在自己前臂外侧触摸桡骨茎突、桡骨后面。

（4）手骨（图 3-1）：包括腕骨、掌骨和指骨，利用串制手骨标本观察。

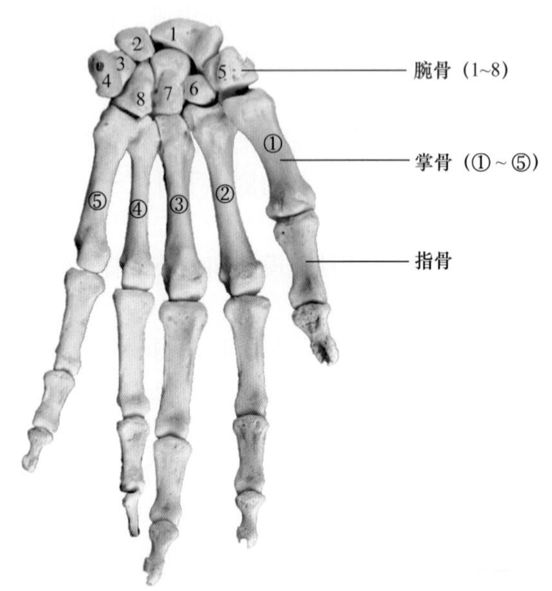

图 3-1 手骨（左侧，前面观）

1）腕骨：属短骨，共 8 块，排两列，每列各 4 块。近侧列由桡侧向尺侧依次为手舟骨、月骨、三角骨和豌豆骨，远侧列为大多角骨、小多角骨、头状骨和钩骨。腕骨在掌面构成一凹陷称腕骨沟。手舟骨、月骨和三角骨近端形成一椭圆形的关节面。

2）掌骨：属长骨，共 5 块，由桡侧向尺侧依次为第①～⑤掌骨。掌骨分底、体、头三部分，近端为**底**，中间为**体**，远端为**头**。

3）指骨：属长骨，共 14 块。除拇指为 2 节外，其余均为 3 节，由近侧至远侧依次为近节指骨、中节指骨和远节指骨。每节指骨近端为**底**，中间为**体**，远端为**滑车**。

4. 上肢骨常见的变异和畸形 请结合教材内容自学。

（二）下肢骨

下肢骨由与躯干相连接的下肢带骨和能自由活动的自由下肢骨两部分组成。下肢骨每侧 31 块，共 62 块。下肢带骨为髋骨，自由下肢骨包括股骨、胫骨、髌骨、腓骨和足骨，足骨包括跗骨、跖骨和趾骨。

1. 观察下肢骨的位置　在人体骨架模型上观察。髋骨参与构成骨盆，股骨位于大腿部，髌骨位于股骨下端前面，胫骨位于小腿内侧，腓骨位于小腿外侧，足骨位于胫骨和腓骨远端。

2. 观察下肢带骨——髋骨　髋骨为不规则骨，其上部扁阔，中部窄厚，下部有一大孔，称**闭孔**。髋骨由髂骨、坐骨和耻骨组成，三骨会合于髋臼。

（1）髂骨：位于髋骨的上部，分为**髂骨体**和**髂骨翼**。体肥厚，构成髋臼的上 2/5。翼扁阔，其上缘肥厚略呈横行“S”形，称**髂嵴**，髂嵴的前端称**髂前上棘**，后端称**髂后上棘**。髂前上棘后方 57cm 处，髂嵴外唇向外突起，称**髂结节**。髂前上棘和髂后上棘下端的突起分别称**髂前下棘**和**髂后下棘**。髂骨翼内侧面的浅窝称**髂窝**，其下界是圆钝骨嵴称**弓状线**，髂窝的后部粗糙，其前下方为**耳状面**，后上方为**髂粗隆**。

（2）坐骨：位于髋骨后下部，分为**坐骨体**和**坐骨支**。坐骨体构成髋臼的后下 2/5，其后缘的尖形骨棘称**坐骨棘**。坐骨棘上方与髂后下棘之间为深陷的**坐骨大切迹**，下方为**坐骨小切迹**。坐骨体下后部向前上内伸出较细的**坐骨支**。坐骨体与坐骨支移行处后部有粗糙的隆起称**坐骨结节**，为坐骨最低处。

（3）耻骨：位于髋骨的前下部，分为**耻骨体**和**耻骨上、下支**。耻骨体构成髋臼的前下 1/5，与髂骨体结合处的上面形成粗糙的**髂耻隆起**，从隆起向前内伸出**耻骨上支**，其末端急转直下为**耻骨下支**。耻骨上支的上缘锐薄，称**耻骨梳**，向后移行于弓状线，向前终于**耻骨结节**。结节到中线的粗钝上缘为**耻骨嵴**。耻骨上、下支移行处内侧面的长圆形粗糙面，称**耻骨联合面**。耻骨下支伸向后下外侧与坐骨支结合，耻骨与坐骨共同围成**闭孔**。

髋臼是髂骨体、坐骨体、耻骨体形成的深窝，其半月形的关节面称**月状面**。窝的中央未形成关节面的部分称**髋臼窝**，髋臼下部的缺口称**髋臼切迹**。

在人体骨架模型上辨认髂嵴、髂前上棘、髂后上棘、髂结节、坐骨结节、耻骨结节、耻骨嵴，在自身活体上可触摸上述结构。

3. 观察自由下肢骨　自由下肢骨包括股骨、髌骨、胫骨、腓骨及足骨。利用自由下肢骨干燥标本及串制足骨标本结合骨架观察。

（1）股骨：是人体最长的长骨，分一体两端。上端有呈球形的**股骨头**，朝向内上方，头中央稍下方有**股骨头凹**，头下外侧是狭细的**股骨颈**。颈与体交界处上外侧的方形隆起为**大转子**，内下方的隆起为**小转子**。大、小转子前面的连线为**转子间线**，后面为**转子间嵴**。股骨体略弓向前，后面有纵行骨嵴为**粗线**，其上端分叉，向外上延续为**臀肌粗隆**，向内上延续为**耻骨肌线**。粗线下端分叉，其间的骨面称**腘面**。下端有两个向后突出的膨大隆起，分别称**内侧髁**和**外侧髁**。两髁的前面、下面和后面均为光滑的关节面，其前面的关节面称**髌面**。两髁后份之间的深窝称**髁间窝**。内、外侧髁侧面最突出处，分别称**内上髁**和**外上髁**。在自身活体可触摸股骨大转子、内侧髁和外侧髁。

（2）髌骨：是人体最大的籽骨，位于股四头肌腱内，可在体表扪及。上宽下尖，前面粗糙，后面的关节面与股骨髌面相关节。

（3）胫骨：属长骨，分一体两端。上端膨大，向两侧突出，为**内侧髁**和**外侧髁**，两髁的上面为关节面，两髁之间的隆起称**髁间隆起**。外侧髁后下方有**腓关节面**。上端前面的隆起为**胫骨粗隆**。胫骨体呈三棱柱形，前缘较锐利，内侧面平滑，外侧缘为骨间缘。胫骨下端内下方的突起称**内踝**。下端下面和内踝外侧面均为关节面，下端外侧面有腓切迹。在自身活体上可触摸内侧髁、外侧髁、胫骨粗隆、胫骨前缘、内侧面和内踝。

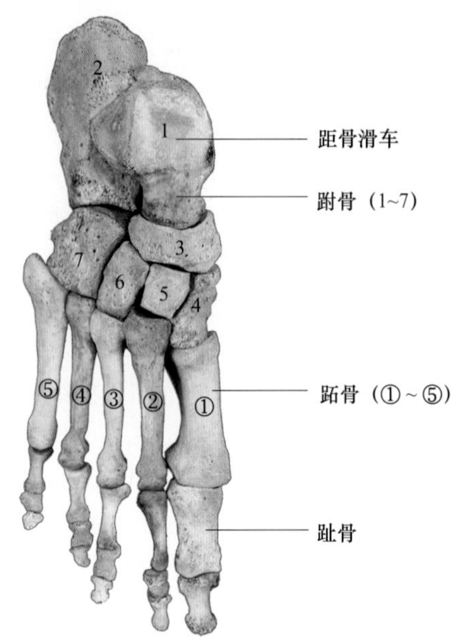

图 3-2 足骨（右侧，上面观）

（4）腓骨：属长骨，分一体两端。上端膨大称**腓骨头**，其下方缩窄称为**腓骨颈**。体内侧缘锐利为骨间缘。下端膨大为**外踝**。请在自身触摸腓骨头和外踝。

（5）足骨（图 3-2）：包括跗骨、跖骨和趾骨。利用串制足骨标本进行观察。

1）跗骨：共 7 块，属短骨，分前、中、后三列。后列包括上方的**距骨**和下方的**跟骨**，中列为距骨前方的**足舟骨**，前列从内侧向外侧依次为**内侧楔骨**、**中间楔骨**、**外侧楔骨**和**骰骨**。距骨上面有前宽后窄的关节面称**距骨滑车**，跟骨后端的隆起称**跟骨结节**。

2）跖骨：共 5 块，属长骨，其近端为**底**，中间为**体**，远端为**头**。

3）趾骨：共 14 块，属长骨，其形态和命名与指骨相同。

四、复习思考题

1. 简述上肢骨、下肢骨的组成。
2. 简述上肢骨适应运动灵活性，与下肢骨适应运动和承重的形态学差异。
3. 上肢骨、下肢骨有哪些可在体表扪及的体表标志？

（高小青　乔　芮）

实验四　躯干骨的连结和颅骨的连结

一、实验目的

1. 掌握　椎体间的连结方式；椎间盘的位置、形态、结构、功能及临床意义；前纵韧带、后纵韧带、黄韧带的位置和作用；脊柱的构成、整体观及运动；胸廓的构成、形态特点及功能；颞下颌关节的构成、特点及运动形式。

2. 熟悉　棘间韧带、棘上韧带、项韧带及横突间韧带的位置。

3. 了解　关节突关节的构成及运动；寰枢关节、寰枕关节的构成及运动；肋与胸椎、肋软骨与胸骨的连结；颅骨间的连结方式。

二、实验材料

1. 人体骨架模型。
2. 脊柱胸段或腰段离体标本（显示椎体间的连结和椎弓间的连结）。
3. 人体胸廓模型。
4. 关节突关节标本（两个：一个保留关节囊、一个打开关节囊）。
5. 寰枕关节和寰枢关节标本（显示关节面及周围韧带）。
6. 颞下颌关节标本（显示完整关节囊及韧带的标本；切开关节囊显示关节盘的标本）。

三、实验内容

（一）椎骨间的连结

椎骨间的连结分为椎体间的连结与椎弓间的连结两部分。

1. 观察椎体间的连结　椎体间的连结包括椎间盘、前纵韧带和后纵韧带。利用脊柱胸段或腰段离体标本观察。

（1）椎间盘（图 4-1）：是连结相邻两个椎体之间的纤维软骨盘，其中央部是柔软而富有弹性的胶状物质称**髓核**，为胚胎时脊索的残余；周围部是由多层纤维软骨按同心圆排列组成的**纤维环**，牢固连结相邻两个椎体，保护髓核并限制其向周围膨出。注意观察纤维环各部的厚薄，髓核与椎管及椎间孔的位置关系，思考为什么纤维环后部破裂，髓核容易向后外侧突出从而压迫脊髓或脊神经，导致椎间盘突出症。

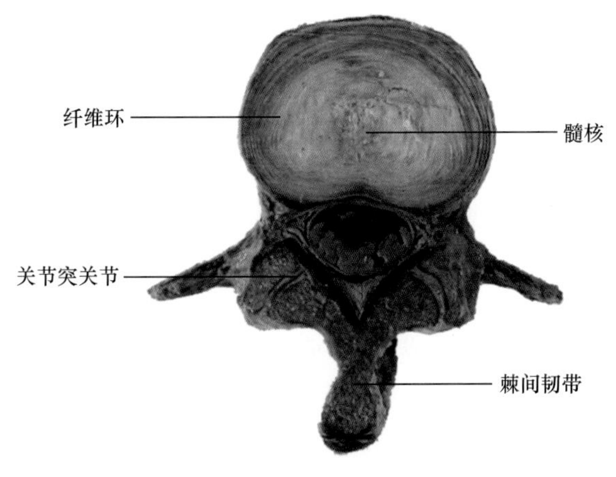

图 4-1　椎间盘

（2）前纵韧带：位于椎体和椎间盘前面，宽而坚韧，上起枕骨大孔前缘，下至第 1 或第 2 骶椎体，其纤维与椎体及椎间盘牢固连结，具有防止脊柱过度后伸和椎间盘向前脱出的作用。

（3）后纵韧带：位于椎体后面，细而坚韧，起自枢椎，下至骶管，与椎体上、下缘和椎间盘紧密连结，有限制脊柱过度前屈的作用。

2. 观察椎弓间的连结 椎弓间的连结包括黄韧带、棘上韧带、棘间韧带、横突间韧带、关节突关节等。利用脊柱胸段或腰段显示椎弓间连结的标本观察。连于相邻两椎弓板之间的韧带称**黄韧带**；连于相邻椎骨棘突之间的韧带称**棘间韧带**；位于相邻椎骨横突之间的韧带称**横突间韧带**。**棘上韧带**是连结胸、腰、骶椎各棘突之间的纵行韧带，其前方与棘间韧带融合。在颈部，从颈椎棘突尖向后扩展为三角形板状的弹性纤维膜称**项韧带**。

再利用椎弓间的关节标本观察以下关节：①关节突关节，由相邻椎骨的上关节突与下关节突构成；②寰枕关节，由寰椎侧块的上关节凹与枕骨的枕髁构成，属椭圆关节和联合关节；③寰枢关节，包括寰枢正中关节和寰枢外侧关节。寰枢正中关节由齿突与寰椎前弓后面的齿突凹及寰椎横韧带构成，寰枢外侧关节由寰椎侧块的下关节面与枢椎上关节面构成。

（二）脊柱

1. 观察脊柱的位置、构成 在人体骨架模型上观察，可见脊柱位于人体后部正中，是人体躯干的中轴，参与构成胸、腹、盆腔的后壁。脊柱由 24 块椎骨、1 块骶骨及 1 块尾骨借骨连结而构成。

2. 观察脊柱的特点 利用人体骨架模型观察。从前面观察脊柱，可见椎体从上向下依次增大，到第 2 骶椎为最宽，与承受重力不断增加有关。自骶骨耳状面以下，由于重力经髋关节传至下肢骨，故骶骨体积骤然减小。从后面观察脊柱，可见所有椎骨棘突连贯形成纵嵴，其两侧各有一纵行的脊柱沟。颈椎棘突短而分叉，近水平位。胸椎棘突细长，斜向后下方，呈叠瓦状，腰椎棘突呈板状，水平伸向后方。从侧面观察脊柱，可见颈、胸、腰、骶 4 个生理性弯曲。其中，**颈曲**和**腰曲**凸向前，**胸曲**和**骶曲**凸向后。脊柱的弯曲增大了脊柱的弹性，对维持人体重心稳定和减轻震荡有重要意义。

3. 观察脊柱的运动 脊柱可做屈、伸、侧屈、旋转及环转运动。由教师示范脊柱的运动形式。

（三）胸廓

1. 观察胸廓的组成 在人体骨架模型上观察，见胸廓由 12 块胸椎、12 对肋及 1 块胸骨借其间的连结而构成。

2. 观察胸廓的关节 胸廓的关节主要有肋椎关节和胸肋关节。肋椎关节由肋后端与胸椎之间构成，包括肋头关节和肋横突关节。**肋头关节**由肋头的关节面与相邻胸椎体的下肋凹和上肋凹构成，属平面关节，能做轻微运动。**肋横突关节**由肋结节关节面与胸椎横突肋凹构成，属微动关节。**胸肋关节**由第 2 ～ 7 肋软骨与胸骨相应的肋切迹构成，属微动关节。

第 1 肋与胸骨柄之间为软骨结合，第 8 ～ 10 肋软骨的前端不直接与胸骨相连，而依次与上位肋软骨连结形成左、右**肋弓**，第 11、12 肋前端游离于腹壁肌层中，在自身活体上可触摸肋弓。

3. 观察胸廓的形态 利用人体胸廓模型观察。成人胸廓近似上窄下宽的圆锥形，其前后径小于横径。胸廓有上、下两口和前壁、后壁及外侧壁。胸廓上口较小，由胸骨柄上缘、第 1 肋和第 1 胸椎体构成，是胸腔与颈部的通道。胸廓下口宽而不规则，由第 12 胸椎、第 12 肋和第 11 肋的前端、肋弓与剑突围成。胸廓前壁由胸骨、肋软骨及肋骨前份构成；后壁由胸椎和肋角内侧部分的肋骨构成；两侧壁由肋骨体构成。两侧肋弓在中线处形成向下开放的角称**胸骨下角**，相邻两肋之间的间隙称**肋间隙**。

4. 观察胸廓的功能　胸廓除保护与支持功能外，主要参与呼吸运动。吸气时胸廓上提，前后径及横径增大；呼气时胸廓下降，前后径及横径缩小。同学们可体会吸气和呼气时胸廓的运动。

（四）颅骨的连结

颅骨的连结分直接连结和间接连结两种，以直接连结为主。

1. 观察颅骨间的直接连结　颅骨间的直接连结包括纤维连结和软骨连结。利用颅骨连结模型及整颅标本观察。颅骨之间大部分为缝，颅底的孔裂处为软骨连结，随年龄增长而骨化为骨性结合。

2. 观察颞下颌关节　利用颞下颌关节标本观察。颞下颌关节简称下颌关节，由下颌头与颞骨下颌窝和关节结节构成。关节囊松弛，上方附着于下颌窝和关节结节周围，下方附着于下颌颈。囊外有由颧弓根部至下颌颈的**外侧韧带**加强。在打开关节囊的标本上，观察关节囊内由纤维软骨构成的**关节盘**，将关节腔分为上、下两部。关节囊前部较薄弱。思考颞下颌关节前脱位发生后应该如何复位？

四、复习思考题

1. 椎体间有哪些连结方式？椎弓间又有哪些连结方式？
2. 简述椎间盘的位置、形态、构成、功能及损伤。
3. 简述胸廓的构成及运动。

（张　威）

实验五　上肢骨的连结和下肢骨的连结

一、实验目的

1. 掌握　肩关节、肘关节、桡腕关节、髋关节、膝关节、踝关节的构成，结构特点和运动；骨盆的构成、分部及男性与女性骨盆的性别差异。

2. 熟悉　胸锁关节、肩锁关节的构成和特点；喙肩韧带的位置和作用；尺骨与桡骨间连结方式；胫骨与腓骨间的连结方式；足弓的构成。

3. 了解　腕骨间关节、腕掌关节、掌骨间关节、掌指关节和指骨间关节、跗骨间关节、跗跖关节、跖骨间关节、跖趾关节、趾骨间关节的组成，特点及运动。

二、实验材料

1. 人体骨架模型。

2. 胸锁关节、肩锁关节、肩关节、肘关节、桡腕关节标本（未打开及打开关节囊，显示关节的构成与结构）。

3. 前臂骨间连结标本（显示桡尺近侧和远侧关节、前臂骨间膜）。

4. 手关节标本（冠状面，显示腕骨间关节、腕掌关节、掌指关节及指骨间关节）。

5. 骨盆标本与模型（显示骶髂关节、髂腰韧带、骶结节韧带、骶棘韧带、闭孔膜等）。

6. 髋关节、膝关节标本（未打开和打开关节囊，显示关节的构成及结构）。

7. 胫、腓骨间的连结标本与模型（显示胫腓关节、小腿骨间膜、胫腓连结）。

8. 足关节标本与模型（显示距小腿关节、跗骨间关节、跗跖关节及趾骨间关节等）。

9. 足弓标本与模型（显示横弓、纵弓及承重点）。

三、实验内容

（一）上肢骨的连结

上肢骨的连结包括上肢带骨的连结和自由上肢骨的连结。

1. 观察上肢带骨的连结　上肢带骨的连结包括胸锁关节、肩锁关节及喙肩韧带，利用相应的离体标本观察。

（1）胸锁关节：由锁骨的胸骨端与胸骨锁切迹及第 1 肋软骨上缘构成，其关节囊坚韧，周围有胸锁前后韧带、锁间韧带等加强。在打开关节囊的标本上观察关节囊内的关节盘的形态特点。

（2）肩锁关节：由锁骨肩峰端与肩胛骨的肩峰构成，属平面关节。关节囊周围有韧带加强，关节活动度小。

（3）喙肩韧带：连于肩胛骨的喙突与肩峰之间，该韧带与喙突、肩峰共同构成喙肩弓，可防止肱骨头向上脱位。

2. 观察自由上肢骨的连结　自由上肢骨的连结包括肩关节、肘关节、前臂骨间的连结及手关节。利用相应的离体标本观察。

（1）肩关节：在打开关节囊的标本上观察，可见肩关节由肱骨头与肩胛骨关节盂构成，关节头大，关节盂浅而小，属球窝关节。关节盂周缘由纤维软骨构成的关节唇称**盂唇**，使关节盂略为加深。利用未打开关节囊的标本观察肩关节囊，其特点是薄而松弛，向上附着于关节盂周缘，向下附着于肱骨解剖颈，其内侧份可达外科颈。关节囊内有起自盂上结节的肱二头肌长头腱通过，再经结节间沟穿出关节囊。关节囊的上壁有连于喙突与肱骨大结节之间的**喙肱韧带**，囊的前壁、上壁和后壁有肌腱纤维加入增强。关节囊下壁最薄弱，故肩关节易发生前下脱位。肩关节是全身最灵活的关节，可完成屈、伸、收、展、旋转及环转运动，由教师演示肩关节的运动形式。

（2）肘关节：利用已打开关节囊的标本结合人体骨架模型，观察肘关节的组成。肘关节由肱骨下端和尺、桡骨上端构成，包括3个关节：肱尺关节、肱桡关节和桡尺近侧关节。**肱尺关节**由肱骨滑车和尺骨滑车切迹构成；**肱桡关节**由肱骨小头和桡骨头的关节凹构成；**桡尺近侧关节**由桡骨环状关节面和尺骨桡切迹构成。在未打开关节囊的肘关节标本上观察下列囊外韧带，①**桡侧副韧带**：位于囊桡侧，起自肱骨外上髁，止于桡骨环状韧带；②**尺侧副韧带**：位于关节囊尺侧，呈扇形，起于肱骨内上髁，止于尺骨滑车切迹内侧缘；③**桡骨环状韧带**：位于桡骨环状关节面周围，附着于尺骨桡切迹的前、后缘，与尺骨桡切迹共同构成一漏斗形的骨纤维环，容纳桡骨头并可防止其向下脱出。肘关节的运动为屈伸运动。

（3）前臂骨间的连结：包括桡尺近侧关节、桡尺远侧关节和前臂骨间膜。桡尺近侧关节（见肘关节）。桡尺远侧关节由尺骨头环状关节面构成关节头，桡骨尺切迹及其下缘至尺骨茎突根部的关节盘共同构成关节窝。桡尺近侧和远侧关节为联合关节，完成前臂的旋前与旋后运动。前臂骨间膜为连于尺、桡骨骨间缘之间的致密结缔组织膜，注意观察当前臂处于旋前或旋后位时前臂骨间膜的紧张度。

（4）手关节：包括桡腕关节、腕骨间关节、腕掌关节、掌骨间关节、掌指关节和指骨间关节。利用手冠状面标本观察。

1）桡腕关节（腕关节）：由桡骨下端的腕关节面和尺骨下方的关节盘组成关节窝，由手舟骨、月骨和三角骨的近侧面组成关节头，是典型的椭圆关节。其关节囊松弛，周围有韧带加强。腕关节可做屈、伸、收、展及环转运动。

2）拇指腕掌关节：由大多角骨与第1掌骨底构成，是典型的鞍状关节，为人类及灵长目动物所特有。关节囊松弛，可做屈、伸、收、展、环转和对掌运动。

腕骨间关节、腕掌关节、掌骨间关节、掌指关节和指骨间关节，结合教材内容观察其组成及运动特点。

（二）下肢骨的连结

下肢骨的连结包括下肢带骨的连结和自由下肢骨的连结。

1. 下肢带骨的连结　包括骶髂关节、耻骨联合、髋骨与脊柱间的韧带连结、髋骨的固有韧带及骨盆。利用骨盆标本与模型观察。

（1）骶髂关节：由骶、髂两骨的耳状面构成。关节面凹凸不平，嵌合紧密。关节囊紧张，前后均有韧带加强。骶髂关节结构牢固，活动性极小。

（2）耻骨联合：由两侧耻骨联合面借纤维软骨构成的耻骨间盘构成。耻骨间盘内部有一矢状位的裂隙，女性较男性的厚，裂隙也较大。耻骨联合的上、下方有韧带加强。耻骨联合活动甚微，但分娩时可有轻度分离。

（3）髋骨与脊柱间的韧带连结：包括①**髂腰韧带**：坚韧肥厚，连于第5腰椎横突与髂嵴的后上部之间，可防止腰椎向下脱位；②**骶结节韧带**：起自骶尾骨侧缘，纤维斜向外下，止于坐骨结节内侧缘；③**骶棘韧带**：起自骶尾骨侧缘，止于坐骨结节，其起始部被骶结节韧带遮盖。在观察上述结构的基础上，观察坐骨大、小切迹与骶结节韧带、骶棘韧带围成的**坐骨大孔**和**坐骨小孔**。

（4）髋骨的固有韧带——**闭孔膜**：为封闭闭孔的结缔组织膜，其上缘与闭孔沟围成**闭膜管**，有闭孔血管、神经通过。

（5）骨盆：由左、右髋骨和骶、尾骨借骨连结而构成。骨盆借界线分为上方的**大骨盆**（假骨盆）和下方的**小骨盆**（真骨盆）。在骨盆标本上观察，见**界线**是由骶骨岬向两侧经弓状线、耻骨梳、耻骨结节、耻骨嵴和耻骨联合上缘围成的环形线。小骨盆有两个口，**骨盆上口**由界线围成，**骨盆下口**由尾骨尖、骶结节韧带、坐骨结节、坐骨支、耻骨下支和耻骨联合下缘围成。骨盆上、下口之间的腔隙称**骨盆腔**。运用男、女性骨盆模型与标本，结合教材内容，观察男、女性骨盆的性别差异。

2. 自由下肢骨的连结 包括髋关节、膝关节、胫骨与腓骨间的连结、足关节及足弓。利用相应的离体标本结合模型观察。

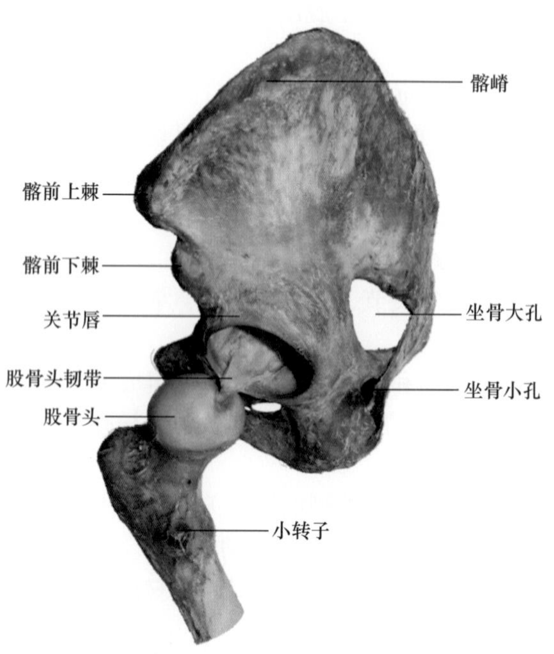

图5-1 髋关节（左侧）

（1）髋关节（图5-1）：由髋臼与股骨头构成，为典型的杵臼关节。髋臼的周缘有纤维软骨构成的**髋臼唇**加深髋臼，股骨头关节面几乎全部纳入髋臼内。髋臼切迹由**髋臼横韧带**封闭，髋臼窝由脂肪组织填充。关节囊厚而坚韧，股骨颈前面全部包裹于关节囊内，但其后面仅内侧2/3包裹在囊内，外侧1/3在囊外，故股骨颈骨折有囊内和囊外骨折之分。关节囊外有多条韧带增强：**髂股韧带**位于关节囊前方，自髂前上棘向下呈"人"字形散开，附于转子间线，可限制大腿过伸。此外还有耻股韧带、坐股韧带等。髋关节有囊内韧带——**股骨头韧带**，连结于股骨头凹与髋臼横韧带之间，内含有营养股骨头的血管。髋关节可做屈、伸、收、展、旋内、旋外及环转运动。

（2）膝关节（图5-2）：是人体最大、最复杂的关节，由股骨下端、胫骨上端和髌骨构成。股骨的内、外侧髁与胫骨的内、外侧髁相对，髌骨与股骨髌面相接。膝关节的关节囊薄而松弛，各部厚薄不一，其前壁不完整，由股四头肌腱、髌骨及髌韧带填补。观察膝关节如下的囊外韧带，①**髌韧带**：位于关节囊前壁，是股四头肌腱的延续部分，起于髌骨下缘，止于胫骨粗隆；②**胫侧副韧带**：位于关节囊内侧，呈宽扁的束状，起于股骨内上髁，止于胫骨内侧髁的内侧面，与关节囊和半月板结合紧密；③**腓侧副韧带**：位于关节囊外侧，呈圆索状，起自股骨外上髁，止于腓骨头。膝关节有囊内韧带，称膝交叉韧带，分为前、后交叉韧带，**前交叉韧带**起自胫骨

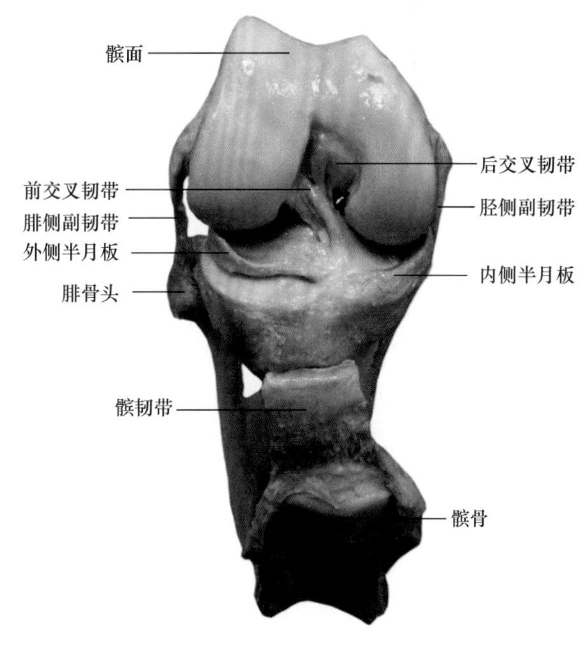

图 5-2　膝关节（前面观）

髁间隆起前方，斜向后外上，止于股骨外侧髁内侧面；**后交叉韧带**起自胫骨髁间隆起后方，斜向前内上，止于股骨内侧髁外侧面。前、后交叉韧带可防止胫骨前移和后移。膝关节关节囊内有关节盘，称**半月板**，位于股骨内、外侧髁与胫骨内、外侧髁的关节面之间，其形态特点是下面平、上面凹、外缘厚、内缘薄。半月板分为内侧和外侧，其中**内侧半月板**较大，呈“C”形；外侧半月板较小，近似“O”形。半月板使关节面更加适合，增加了关节窝的深度，增强关节稳定性，并可缓冲压力，吸收震荡。膝关节的滑膜面积广阔，形成诸多滑膜结构，主要有髌骨上方、股四头肌腱深面的**髌上囊**；髌骨下方、中线两旁的**翼状襞**。膝关节可做屈、伸运动，在半屈膝状态下，可轻度内旋和外旋。

（3）胫骨与腓骨间的连结：上端由胫骨外侧髁的腓关节面与腓骨头构成微动的胫腓关节。胫、腓骨间有坚韧的小腿骨间膜连结；下端借胫腓前、后韧带构成坚强的韧带连结，故小腿两骨间活动性甚小。

（4）足关节：包括距小腿关节、跗骨间关节、跗跖关节及趾骨间关节等。

1）距小腿关节（踝关节）：由胫、腓骨下端与距骨滑车构成。关节囊前、后壁薄而松弛，两侧有韧带加强。内侧为**内侧韧带（三角韧带）**，起自内踝，向下呈扇形展开，止于距骨、跟骨和足舟骨。外侧有**外侧韧带**，该韧带包括距腓前韧带、跟腓韧带和距腓后韧带 3 部分。踝关节可做屈（跖屈）、伸（背屈）运动。

2）跗骨间关节、跗跖关节及趾骨间关节，结合教材内容观察。

（5）足弓：跗骨和跖骨借骨连结形成凸向上方的弓，称足弓，分为前后方向的内、外侧纵弓和内外方向的横弓。利用足骨串制标本结合足关节标本观察足弓的形态、承重点，理解足弓的生理和病理意义。

四、复习思考题

1. 简述肩关节的构成、结构特点、运动及损伤。
2. 简述膝关节的构成、结构特点及运动。
3. 简述骨盆的构成、分部及男、女性骨盆的性别差异。

（丰　洁）

实验六　头肌、颈肌和躯干肌

一、实验目的

1. 掌握　眼轮匝肌、口轮匝肌、颊肌的位置及作用；咀嚼肌的位置与作用；胸锁乳突肌的位置、起止与作用；斜角肌间隙；斜方肌、背阔肌、竖脊肌、胸大肌、前锯肌的位置、起止及作用；膈的位置、形态、构成、裂孔及穿过结构与功能；腹前外侧群肌的配布及作用，3层扁肌排列及肌纤维方向。

2. 熟悉　颅顶肌的位置、形态与作用；前、中、后斜角肌的位置及起止；胸小肌、肋间外肌、肋间内肌的位置、起止及作用；腹股沟韧带、腹直肌鞘、白线、腹股沟管、腹股沟三角。

3. 了解　面肌的特点与配布；颈阔肌与舌骨上、下肌群的位置及作用；椎前肌的位置；肩胛提肌和菱形肌的位置及作用；胸横肌的位置；腹肌后群的位置、起止及作用。

二、实验材料

1. 整尸1具（显示全身的骨骼肌）。

2. 头肌标本（完整头部，显示颅顶肌的额腹、枕腹及帽状腱膜；显示眼轮匝肌、口轮匝肌、颊肌及其他口周围肌）。

3. 咀嚼肌标本（头部正中矢状面标本，分层显示咬肌、颞肌、翼内肌和翼外肌）。

4. 颈肌标本（分两侧显示：一侧显示颈阔肌、舌骨上下肌群、胸锁乳突肌；一侧显示深层的斜角肌、颈深肌）。

5. 胸肌标本与模型（一侧显示浅层的胸大肌、前锯肌、肋间外肌；一侧显示深层的胸小肌、肋间内肌）。

6. 背肌标本与模型（分层显示：浅层显示斜方肌、背阔肌；深层显示肩胛提肌、菱形肌、竖脊肌）。

7. 膈的离体标本与瓶装标本（显示膈的形态、分部及裂孔）。

8. 腹肌前外侧群标本与模型（切开腹直肌鞘显示腹直肌；逐层显示3层扁肌；男、女性腹股沟管及腹股沟三角）。

9. 腹肌后群标本与模型（打开腹腔，去除腹腔脏器，显示腰大肌和腰方肌）。

三、实验内容

（一）头肌

头肌分为面肌和咀嚼肌两部分。

1. 面肌　为扁薄的皮肌，位置表浅，多起自颅骨，止于皮肤，主要分布于面部孔裂周围，分为环形肌和辐射状肌两种，其作用是开大或关闭孔裂，同时可牵动面部皮肤产生各种表情，故又称表情肌。人类口周围肌发达，耳周围肌则明显退化。

利用头肌标本观察。

（1）观察颅顶肌：为扁薄的阔肌，左右各一。额腹位于额部皮下，枕腹位于枕部皮下，两肌腹借帽状腱膜相连。枕腹可向后牵拉帽状腱膜，额腹收缩时可提眉并使额部皮肤出现皱纹。

（2）观察眼轮匝肌：位于眼裂周围，呈扁椭圆形，其作用是闭合眼裂。

（3）观察口周围肌：分为辐射状肌和环形肌两种。重点观察：①**口轮匝肌**，环绕口裂，收缩时关闭口裂；②**颊肌**，位于面颊深部，该肌使唇、颊紧贴牙齿，帮助咀嚼和吸吮。其余口周围肌结合教材观察。

2. 咀嚼肌　包括咬肌、颞肌、翼外肌和翼内肌，配布于下颌关节周围，参与咀嚼运动。

利用咀嚼肌标本观察。

咬肌起自颧弓下缘和内面，斜向后下止于咬肌粗隆，其作用是上提下颌骨。**颞肌**起自颞窝，肌束呈扇形向下会聚，经颧弓深面止于下颌骨冠突，其作用是上提下颌骨，后部纤维使下颌骨向后。**翼内肌**起自翼窝，肌束向下外方止于下颌角内面的翼肌粗隆，其作用是上提、前移下颌骨。**翼外肌**起自蝶骨大翼的下面和翼突的外面，向后外止于下颌颈。单侧收缩使下颌骨移向对侧，双侧收缩使下颌骨前移。自身活体咀嚼运动可体会咀嚼肌的作用。

（二）颈肌

颈肌按位置分为颈浅肌、颈前肌和颈深肌 3 群。利用颈肌标本观察。

1. 观察颈浅肌　颈浅肌包括颈阔肌和胸锁乳突肌。

（1）颈阔肌：位于颈部浅筋膜内，属皮肌。该肌可拉口角向下，并使颈部皮肤出现皱褶。

（2）胸锁乳突肌：位于颈部两侧，起自胸骨柄前面和锁骨的胸骨端，两头会合斜向后上方，止于颞骨的乳突。一侧肌收缩使头向同侧倾斜，脸转向对侧；两侧收缩可使头后仰。

2. 观察颈前肌　颈前肌包括舌骨上、下肌群。舌骨上肌群位于舌骨与下颌骨之间，共 4 对，分别是二腹肌、下颌舌骨肌、茎突舌骨肌及颏舌骨肌。舌骨下肌群位于舌骨下方、中线两旁，喉、气管和甲状腺前方，共 4 对，分别是胸骨舌骨肌、肩胛舌骨肌、胸骨甲状肌和甲状舌骨肌。对照教材复习两群肌的作用。

3. 观察颈深肌　颈深肌分为内、外侧两群。①外侧群：位于脊柱颈段两侧，包括前斜角肌、中斜角肌和后斜角肌，均起自颈椎横突，其中前、中斜角肌止于第 1 肋，后斜角肌止于第 2 肋。前、中斜角肌与第 1 肋之间的间隙称**斜角肌间隙**，有锁骨下动脉和臂丛通过。②内侧群：位于脊椎颈段前方，有头长肌和颈长肌等，合称椎前肌。

（三）躯干肌

躯干肌分为背肌、胸肌、膈、腹肌和会阴肌。

1. 背肌　位于躯干背面，分为浅、深两层（图 6-1）。

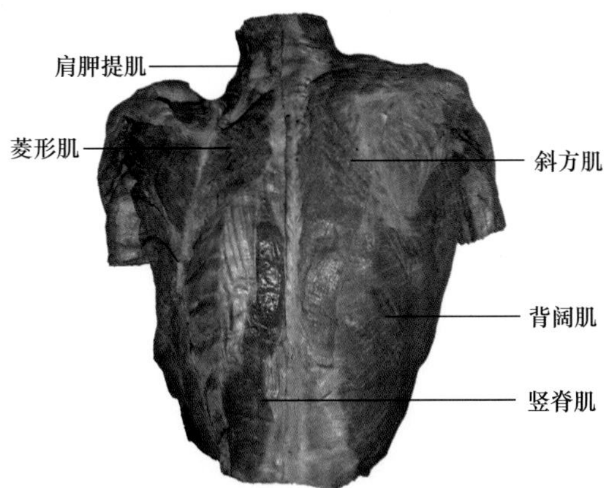

图 6-1　背肌

利用背肌标本与模型观察。

（1）观察背肌浅层：背肌浅层包括斜方肌、背阔肌、肩胛提肌和菱形肌。

首先观察**斜方肌**，该肌位于项部和背上部浅层，为三角形阔肌，左右合在一起呈斜方形。起自上项线、枕外隆凸、项韧带、第 7 颈椎和全部胸椎的棘突，上部肌束斜向外下方，中部肌束平行向外，下部肌束斜向外上方，止于锁骨外 1/3、肩峰和肩胛冈。作用：使肩胛骨向脊柱靠拢，上部肌束可上提肩胛骨，下部肌束使肩胛骨下降。

再观察**背阔肌**，是全身最大的扁肌，位于背下半部和胸后外侧，以腱膜起自下 6 个胸椎的棘突、全部腰椎的棘突、骶正中嵴及髂嵴后部等处，肌束向外上方集中，以扁腱止于肱骨结节间沟底。作用：使肱骨内收、旋内和后伸。

最后，翻开斜方肌，观察肩胛提肌和菱形肌。

（2）观察背深肌：首先观察**竖脊肌**（骶棘肌），为背肌中最长、最大的肌，纵列于脊柱两侧的脊柱沟内。起自骶骨背面和髂嵴后部，向上分出 3 群肌束，沿途止于椎骨和肋骨，向上达颞骨乳突。作用：使脊柱后伸和仰头，一侧收缩使脊柱侧屈。

2. 胸肌 分为胸上肢肌和胸固有肌，利用胸肌标本与模型观察。

（1）胸上肢肌：均起自胸廓外面，止于上肢带骨或肱骨，包括胸大肌、胸小肌和前锯肌。**胸大肌**位置表浅，呈宽厚的扇形，起自锁骨内侧半、胸骨和第 1 ～ 6 肋软骨等处，以扁腱止于肱骨大结节嵴。其作用是内收、旋内和前屈肩关节。翻开胸大肌，观察其深面的**胸小肌**，可见该肌呈三角形，起自第 3 ～ 5 肋骨，止于肩胛骨喙突。其作用是拉肩胛骨向前下。最后观察**前锯肌**，该肌位于胸廓侧壁，以肌齿起自上 8 或 9 个肋骨，肌束斜向后上内，经肩胛骨前方，止于肩胛骨内侧缘和下角。其作用是拉肩胛骨向前紧贴胸廓，下部肌束可使肩胛骨下角旋外，助臂上举。

（2）胸固有肌：起止均在胸廓。主要包括肋间外肌和肋间内肌。**肋间外肌**位于肋间隙浅层，起自上一肋骨下缘，肌束斜向前下，止于下一肋骨上缘。在肋软骨间隙处肌纤维被片状结缔组织膜替代称肋间外膜。作用是提肋助吸气。翻开肋间外肌，观察**肋间内肌**，起自下位肋骨上缘，止于上位肋骨下缘。在肋角以后肌纤维被肋间内膜所代替。作用是降肋助呼气。

3. 膈 利用膈的离体标本并结合特制瓶装标本观察。

（1）观察膈的位置、形态与构成：膈位于胸腔与腹腔之间，为向上膨隆呈穹窿状的扁薄阔肌。其中央部分为**中心腱**，周围部分为**肌性部**，肌性部根据起点分为 3 部：**胸骨部**起自剑突后面，**肋部**起自下 6 对肋的内面；**腰部**以左、右膈脚起自上 2 ～ 3 个腰椎体前面。

（2）观察膈的裂孔：膈有 3 个裂孔，**主动脉裂孔**位于第 12 胸椎前方，左右膈脚与脊柱之间，有主动脉和胸导管通过；**食管裂孔**位于主动脉裂孔的左前上方，约平第 10 胸椎平面，有食管和迷走神经通过；**腔静脉裂孔**位于食管裂孔的右前上方的中心腱内，约平第 8 胸椎平面，有下腔静脉通过。

（3）膈的作用：膈为主要的呼吸肌。结合教材内容，理解膈的收缩与舒张如何参与呼吸运动。

4. 腹肌 分为前外侧群和后群。利用腹肌前外侧群标本与模型观察。

（1）前外侧群：包括腹外斜肌、腹内斜肌、腹横肌和腹直肌。

1）观察**腹直肌**：腹直肌位于腹前壁中线两旁的腹直肌鞘内，是上宽下窄的带形多腹肌，被 3 ～ 4 条腱划分成 4 ～ 5 个肌腹。起自耻骨联合和耻骨嵴，止于胸骨剑突和第 5 ～ 7

肋软骨前面。

2）观察3层扁肌：首先观察浅层的**腹外斜肌**，其肌束方向自外上斜向前内下方。翻开腹外斜肌，观察**腹内斜肌**，其肌束方向为外下斜向前内上方。最后，翻开腹内斜肌，观察**腹横肌**，其肌束方向由外侧横行向内侧。对照教材学习3层扁肌的起止点。

3）观察3层扁肌腱膜形成的结构：结合教材内容观察白线、腹直肌鞘、腹股沟韧带、腹股沟管浅环、半月线、弓状线等结构。

4）观察腹股沟管和腹股沟三角：在腹股沟区，观察肌和筋膜形成的潜在间隙——腹股沟管（注意观察其位置、构成及通过的结构）和腹股沟三角（对照教材观察其围成，理解其临床意义）。

（2）后群：包括腰大肌和腰方肌。利用打开腹腔、暴露腹后壁的腹肌后群标本与模型观察。腰方肌位于腹后壁、脊柱两旁。起自髂嵴后部，向上止于第12肋和第1～4腰椎横突。其作用为下降和固定第12肋，并使脊柱侧屈。腰大肌内容见实验七下肢肌部分。

5. 会阴肌　略。

四、复习思考题

1. 简述咀嚼肌的名称、起止及作用。
2. 简述膈的位置、形态。膈上有哪些裂孔？分别位于何处？通过哪些结构？
3. 简述腹前外侧群肌的配布和3层扁肌的肌纤维方向。

（先德海）

实验七　上肢肌和下肢肌

一、实验目的

1. 掌握　三角肌、肱二头肌、肱三头肌、髂腰肌、臀大肌、股四头肌、缝匠肌、股二头肌、半腱肌、半膜肌、小腿三头肌的位置和作用；使前臂旋前与旋后的肌。

2. 熟悉　上肢带肌的配布、名称及各肌的作用；臂前群肌的排列；前臂前群肌的名称与排列；手肌的分群，各群肌的名称及作用；臀肌的名称与排列。

3. 了解　前臂后群肌的名称、排列及作用；足肌的分群，各群肌的名称及作用。

二、实验材料

1. 成人整尸 1 具（显示全身的肌肉）。
2. 上肢带肌（肩肌）离体标本（显示各肌的位置）。
3. 臂肌离体标本（显示臂前、后群肌的排列关系）。
4. 前臂肌离体标本（显示前臂前、后群肌的排列关系）。
5. 手肌离体标本（显示鱼际、小鱼际浅深层肌及蚓状肌的排列；显示骨间肌）。
6. 下肢带肌（髋肌）离体标本（显示前、后群肌的位置与排列）。
7. 大腿肌离体标本（显示大腿前群、内侧群及后群肌的位置与排列）。
8. 小腿肌离体标本（显示小腿前群、外侧群和后群肌的位置与排列）。
9. 足肌标本（显示足肌各群的排列关系）。
10. 全身肌模型。

三、实验内容

（一）上肢肌

上肢肌分为上肢带肌、臂肌、前臂肌和手肌。

1. 上肢带肌（肩肌）　配布于肩关节周围，均起自上肢带骨，止于肱骨。

利用上肢带肌（肩肌）离体标本观察。

（1）观察**三角肌**：位于肩部，呈三角形。起自锁骨的外侧段、肩峰和肩胛冈，肌束从前、外、后包裹肩关节，肌束向外下方集中，止于肱骨体外侧的三角肌粗隆。其作用是外展肩关节。

（2）在肩胛骨背面观察：冈上窝内的**冈上肌**，在冈下窝内，自上而下依次是**冈下肌**、**小圆肌**和**大圆肌**。结合教材内容，复习上述各肌的起止和作用。

（3）在肩胛骨前面的肩胛下窝内观察**肩胛下肌**：结合教材复习该肌的起止和作用。

2. 臂肌　分为前、后两群，前群为屈肌，后群为伸肌。

利用臂肌离体标本观察。

（1）前群：包括浅层的肱二头肌和深层的肱肌和喙肱肌。**肱二头肌**呈梭形，起端有两个头，长头起自肩胛骨盂上结节，通过肩关节囊，经结节间沟下降；短头起自肩胛骨喙突，止于桡骨粗隆。其作用是屈肘关节并使前臂旋后。在肱二头肌短头内侧观察**喙肱肌**，该肌起自肩胛骨喙突，止于肱骨中部内侧骨面。翻开肱二头肌，在其下半部深面观察**肱肌**，该肌起自肱骨下半部的前面，止于尺骨粗隆。对照教材复习喙肱肌与肱肌的作用。

（2）后群：为**肱三头肌**，有 3 个头，长头以长腱起自肩胛骨盂下结节，外侧头起自肱骨后面桡神经沟外上方的骨面；内侧头起自桡神经沟以下的骨面，3 头会合止于尺骨鹰嘴。其主要作用是伸肘关节。

3. 前臂肌　分为前、后两群，前群为屈肌，后群为伸肌。

利用前臂肌离体标本观察。

（1）前群：共 9 块肌，分四层排列。逐层观察前臂前群肌的排列。第一层肌共 5 块，自桡侧向尺侧依次为肱桡肌、旋前圆肌、桡侧腕屈肌、掌长肌、尺侧腕屈肌。第二层 1 块即指浅屈肌。第三层有 2 块肌，桡侧为拇长屈肌，尺侧为指深屈肌。第四层 1 块即旋前方肌。

（2）后群：共 10 块肌，分为浅、深两层。浅层有 5 块肌，自桡侧向尺侧依次为桡侧腕长伸肌、桡侧腕短伸肌、指伸肌、小指伸肌和尺侧腕伸肌。深层也有 5 块肌，从上外向下内依次为旋后肌、拇长展肌、拇短伸肌、拇长伸肌和示指伸肌。请结合教材内容，学习后群肌的起止与作用。

4. 手肌　分为外侧群、内侧群和中间群 3 群。利用手肌离体标本观察（图 7-1）。

（1）外侧群：较发达，在手掌拇指侧形成一隆起，称**鱼际**，有 4 块肌，分浅、深两层排列。浅层内侧为拇短屈肌，外侧为拇短展肌；深层内侧为拇收肌，外侧为拇对掌肌，4 块肌的作用同其名。

（2）内侧群：在手掌小指侧，形成一隆起称**小鱼际**，有 3 块肌，也分浅、深两层排列。浅层内侧为小指展肌，浅层外侧为小指短屈肌，深层为小指对掌肌，作用同其名。

（3）中间群：位于掌心，包括 4 块蚓状肌和 7 块骨间肌（骨间掌侧肌 3 块、骨间背侧肌 4 块）。请对照教材内容学习中间群肌的起止与作用。

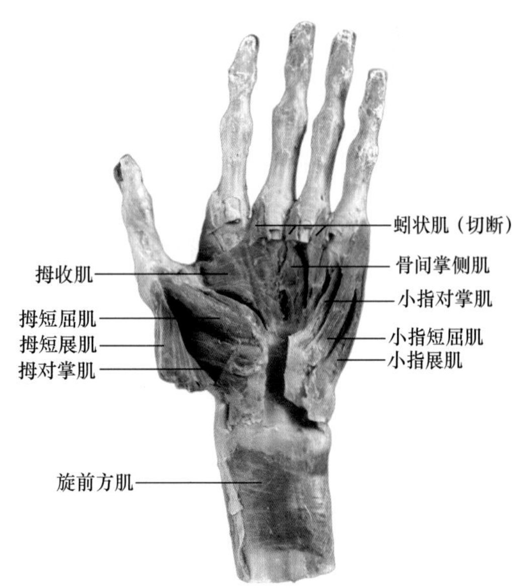

图 7-1　手肌（左侧，掌侧）

（二）下肢肌

下肢肌比上肢肌粗壮强大，分为下肢带肌（髋肌）、大腿肌、小腿肌和足肌。

1. 髋肌　为运动髋关节的肌，分为前、后两群。利用下肢带肌（髋肌）离体标本观察。

（1）前群：包括髂腰肌和阔筋膜张肌。**髂腰肌**由腰大肌和髂肌组成（图 7-2）。**腰大肌**起自腰椎体侧面和横突。**髂肌**呈扇形，位于腰大肌外侧，起自髂窝。两肌向下会合，经腹股沟韧带深面止于股骨小转子。其作用是前屈、外旋髋关节。**阔筋膜张肌**位于大腿上部前外侧，起自髂前上棘，肌腹在阔筋膜两层之间，向下移行于髂胫束，止于胫骨外侧髁。其作用是紧张阔筋膜并屈髋关节。

（2）后群：位于臀部，故又称臀肌。首先观察浅层大而肥厚的**臀大肌**，起自髂骨翼外

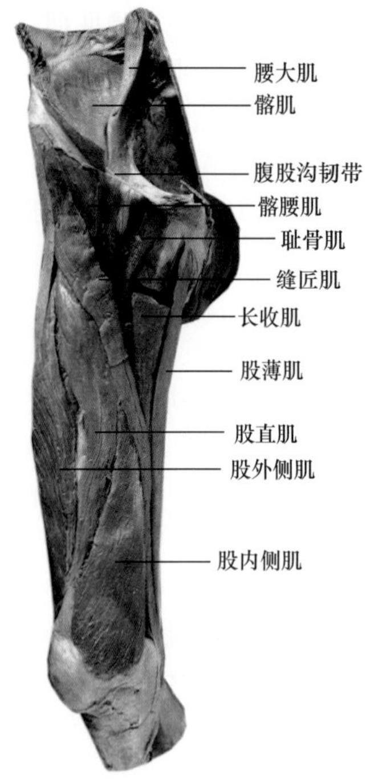

图 7-2　髂腰肌、股前群肌和内侧群肌（右侧）

面和骶骨背面，肌束斜向外下，止于臀肌粗隆和髂胫束。其作用是后伸、外旋髋关节。翻开臀大肌，观察其深面的**臀中肌**，再翻开**臀中肌**，观察其深面的**臀小肌**。**梨状肌**起自骶骨前面，穿坐骨大孔出骨盆，止于股骨大转子。此外，还有闭孔内肌、股方肌及闭孔外肌等。对照教材，学习上述肌的起止和作用。

2. 大腿肌　分为前群、内侧群和后群。利用大腿肌离体标本观察。

（1）前群：包括缝匠肌和股四头肌。**缝匠肌**是全身最长的扁带状肌，起自髂前上棘，斜向内下，止于胫骨上端内侧面。主要作用为屈髋关节和屈膝关节。**股四头肌**是全身最大的肌，有 4 个头：股直肌起自髂前下棘；股内侧肌和股外侧肌分别起自股骨粗线内、外侧唇；股中间肌位于股直肌深面，股内、外侧肌之间，起自股骨体前面。4 个头向下合成一腱，包绕髌骨的前面和两侧，向下延续为髌韧带，止于胫骨粗隆。其作用是伸膝关节，股直肌还可屈髋关节。

（2）内侧群：有 5 块肌，位于大腿的内侧，大致分 3 层排列。浅层 3 块，自外侧向内侧依次为**耻骨肌**、**长收肌**和**股薄肌**，中层 1 块为**短收肌**，位于耻骨肌和长收肌深面，深层为**大收肌**，位于上述肌的深面。内侧群肌的作用是内收大腿。对照教材观察上述肌的起止和作用。

（3）后群：包括股二头肌、半腱肌和半膜肌 3 块肌（图 7-3）。**股二头肌**位于股后外侧，有长、短两个头。长头起自坐骨结节，短头起自股骨粗线，两头合并后，以长腱止于腓骨头。**半腱肌**位于股后内侧，肌腱细长，几乎占肌长度的一半。起自坐骨结节，止于胫骨上端的内侧。**半膜肌**位于半腱肌深面，以扁薄的腱膜起自坐骨结节，腱膜几乎占肌长度的一半，止于胫骨内侧髁的后面。后群肌的主要作用是屈膝关节，伸髋关节。

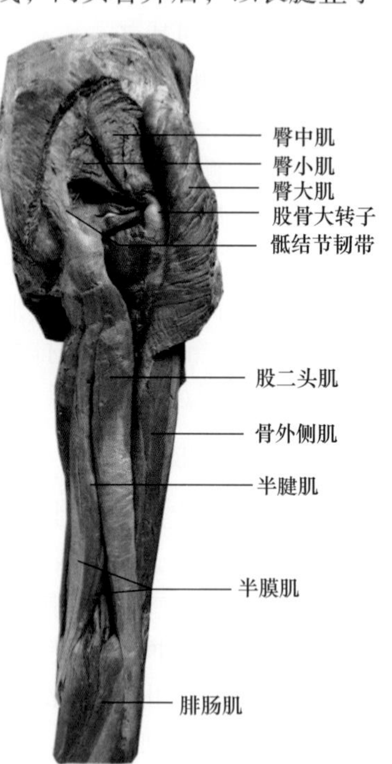

图 7-3　髋肌后群和股后群肌

3. 小腿肌　分为 3 群：前群、外侧群和后群。利用小腿肌离体标本观察。

（1）前群：有 3 块肌，自内侧向外侧依次是**胫骨前肌**、**𧿹长伸肌**和**趾长伸肌**，对照教材复习该群肌的起止和作用。

（2）外侧群：包括**腓骨长肌**和**腓骨短肌**。腓骨长肌起点较高，并覆盖腓骨短肌。对照教材复习该群肌的起止和作用。

（3）后群：分浅、深两层。浅层为**小腿三头肌**，**腓肠肌**内、外侧头起自股骨内、外侧髁的后面；**比目鱼肌**起自腓骨后面上部和胫骨比目鱼肌线。腓肠肌腱与比目鱼肌腱合成粗大的跟腱，止于跟骨结节。作用是屈踝关节和屈膝关节。深层有 4 块肌，近侧为**腘肌**，远侧自胫侧向腓侧依次是**趾长屈肌**、**胫骨后肌**和**踇长屈肌**。对照教材复习深层肌的起止和作用。

4. 足肌　分为足背肌和足底肌，利用足肌标本观察。

（1）足背肌：较薄弱，包括踇短伸肌和趾短伸肌。

（2）足底肌：其配布和作用与手肌相似，也分为内侧群、中间群和外侧群，但没有与拇指和小指相当的对掌肌。内侧群有 3 块肌，浅层为踇展肌和踇短屈肌；深层为踇收肌。中间群由浅入深依次为趾短伸肌、跖方肌、蚓状肌（4 块）、骨间足底肌（3 块）和骨间背侧肌（4 块）。外侧群包括小趾展肌和小趾短屈肌。足底肌的作用同其名。

四、复习思考题

1. 屈肘关节的肌有哪些？屈腕关节的肌有哪些？
2. 使前臂旋前与旋后的肌分别有哪些？使足内翻与外翻的肌分别有哪些？
3. 总结运动膝关节的肌。

（陈　波）

实验八 消化系统

一、实验目的

1. 掌握 消化系统组成；咽峡的围成；牙的种类和排列（牙式），牙的形态、结构；舌的形态、黏膜（舌乳头）；颏舌肌的起止；大唾液腺的位置及导管开口；咽的位置、分部及各部的主要结构；食管的位置、分部及狭窄的位置；胃的位置、形态和分部；十二指肠的位置、形态、分部及黏膜结构；十二指肠悬韧带、空肠和回肠的形态、结构特点；大肠的分部；结肠和盲肠的特征性结构；回盲瓣、阑尾的位置、形态；结肠的分部；直肠和肛管的位置、形态。肝的形态、位置；肝外胆道系统的组成；胆囊的位置、形态；胆囊三角（Calot 三角）；胰的位置、分部。

2. 熟悉 消化系统各个组成器官的毗邻；腭的分部及黏膜结构；咽的形态特点；腭扁桃体的形态特点；食管的起止和行程；胃的毗邻；胃壁的构造；小肠的续连关系；盲肠的位置和形态；肝的分叶；Oddi 括约肌。

3. 了解 口腔的境界和分部；唇、颊的形态结构；咽壁肌、Meckel 憩室的位置、形态及意义；肝的分段；胰的毗邻。

二、实验材料

1. 显示消化系统全貌的整尸标本和模型（显示消化管与消化腺的位置、形态）。
2. 头颈正中矢状面标本（显示口腔、咽）。
3. 唾液腺标本（显示腮腺、下颌下腺和舌下腺的位置及导管）。
4. 口腔和牙的标本与模型（显示牙的形态、分类与构造）。
5. 食管连胃离体标本与模型（显示食管和胃的形态结构）。
6. 小肠和大肠各段的离体标本（显示小肠和大肠各段的形态及黏膜特点）。
7. 回盲部离体剖开标本（显示阑尾、回肠和盲肠的形态及续连；回盲瓣形态）。
8. 直肠连肛管的离体标本（显示直肠与肛管内面的结构）。
9. 肝离体标本（显示肝的韧带、分叶，肝门与肝蒂，裸区）。
10. 肝及肝外胆道连十二指肠离体标本（显示肝与肝外胆道）。
11. 胰离体标本（显示胰的形态、分部及胰管）。
12. 人体骨架模型（用于观察消化系统器官的体表定位）。
13. 盆腔正中矢状面标本（显示直肠的形态结构）。

三、实验内容

消化系统包括**消化管**和**消化腺**，首先通过整尸标本和人体骨架模型结合图谱观察整个消化系统各组成部分的位置，再利用离体和特制的标本逐一观察各器官的形态和结构特点。

（一）消化管

消化管是自口腔至肛门的粗细不等而弯曲的管道，依下列顺序逐一观察。

1. 口腔 为消化管起始部，通过头颈正中矢状面标本及同学间互相观察进行学习。

（1）观察口唇：上、下唇及其内面的**唇系带**；上、下唇外侧为口角；上唇中线纵行的浅沟为**人中**；上唇和鼻翼外侧有**鼻唇沟**；上、下唇边缘有呈淡红色的**唇红**。

（2）观察颊：在上颌第二磨牙牙冠对应的颊黏膜处观察**腮腺管乳头**。

（3）观察腭：在口腔上壁观察，其前 2/3 为硬腭，后 1/3 为软腭。软腭中部下垂称**腭垂**，两侧为**腭帆**，腭帆向两侧延伸形成两对黏膜皱襞，前一对称**腭舌弓**，后一对称**腭咽弓**。观察由腭垂、腭帆游离缘、腭舌弓和舌根围成的**咽峡**。

（4）观察牙（图 8-1）：先通过口腔和牙的标本与模型观察露于口腔的**牙冠**、埋于压槽内的**牙根**及两者间的牙颈；再用全牙模型观察恒牙和乳牙的名称及顺序和**切牙**、**尖牙**、**磨牙**的形态；最后用牙的剖面模型观察**牙质**、**牙骨质**、**牙釉质**、**牙髓腔**及牙髓，牙髓腔由较大的**牙冠腔**和细长的**牙根管**构成，牙根管末端开口为**根尖孔**。同学间互相观察牙龈。

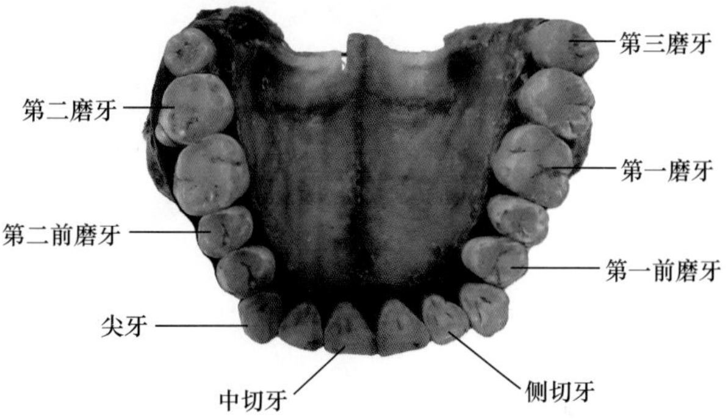

图 8-1 恒牙

（5）观察舌：取离体舌标本观察。舌借呈“V”字形**界沟**分为前 2/3 的**舌体**和后 1/3 的**舌根**，舌体的前端称**舌尖**。再观察舌背黏膜的**舌乳头**，位于界沟前方体积最大的**轮廓乳头**、点状的**菌状乳头**、舌体侧缘后部的**叶状乳头**，同学间互相观察白色丝绒状、遍布舌背的**丝状乳头**。在活体观察舌面的黏膜结构，张口并将舌上卷，可见舌下面正中线处、连于舌与口腔底的**舌系带**，系带根部的黏膜隆起称**舌下阜**，自舌下阜向后外侧延伸的黏膜隆起称**舌下襞**。

（6）观察唾液腺：用头颈特制的唾液腺标本观察。**腮腺**位于耳郭前下方，腮腺管自腺前缘发出，越过咬肌表面至其前缘处弯向内侧，穿颊肌开口于腮腺管乳头。**下颌下腺**位于下颌体下缘及二腹肌前、后腹围成的下颌下三角内，**舌下腺**位于舌下襞深面，下颌下腺导管与 1 条舌下腺大管开口于舌下阜，多条舌下腺小管直接开口于舌下襞（图 8-2）。

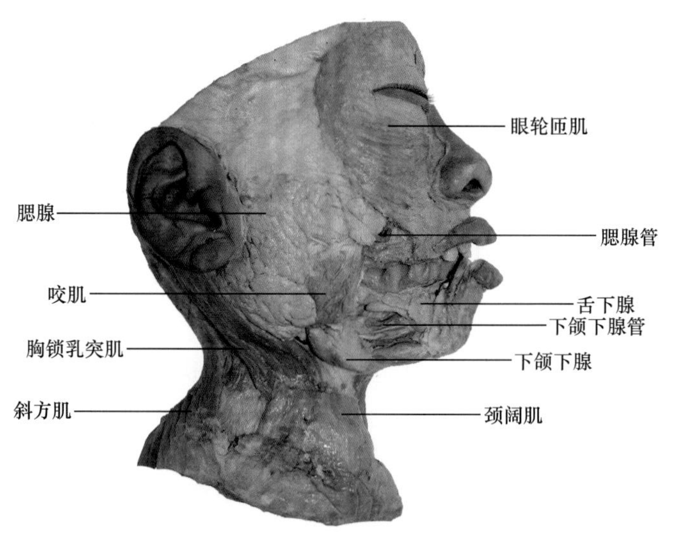

图 8-2 腮腺和下颌下腺

2. 咽 是上宽下窄、前后略扁的漏斗形肌性管道，上起颅底，下至第 6 颈椎下缘。其前壁不完整，自上而下与鼻腔、口腔和喉腔相通。咽借腭帆游离缘和会厌上缘分为鼻咽、口咽和喉咽三部分。

通过头颈正中矢状面标本（图 8-3）和咽后面标本观察。

（1）观察鼻咽：首先观察其位置与交通，鼻咽介于颅底与腭帆游离缘之间，向前经鼻后孔通鼻腔。再观察鼻咽的主要结构：**咽鼓管咽口**位于鼻咽侧壁、下鼻甲后方约 1cm 处，其前、上、后方的弧形隆起称**咽鼓管圆枕**，咽鼓管圆枕与咽后壁之间的纵行深窝称**咽隐窝**。

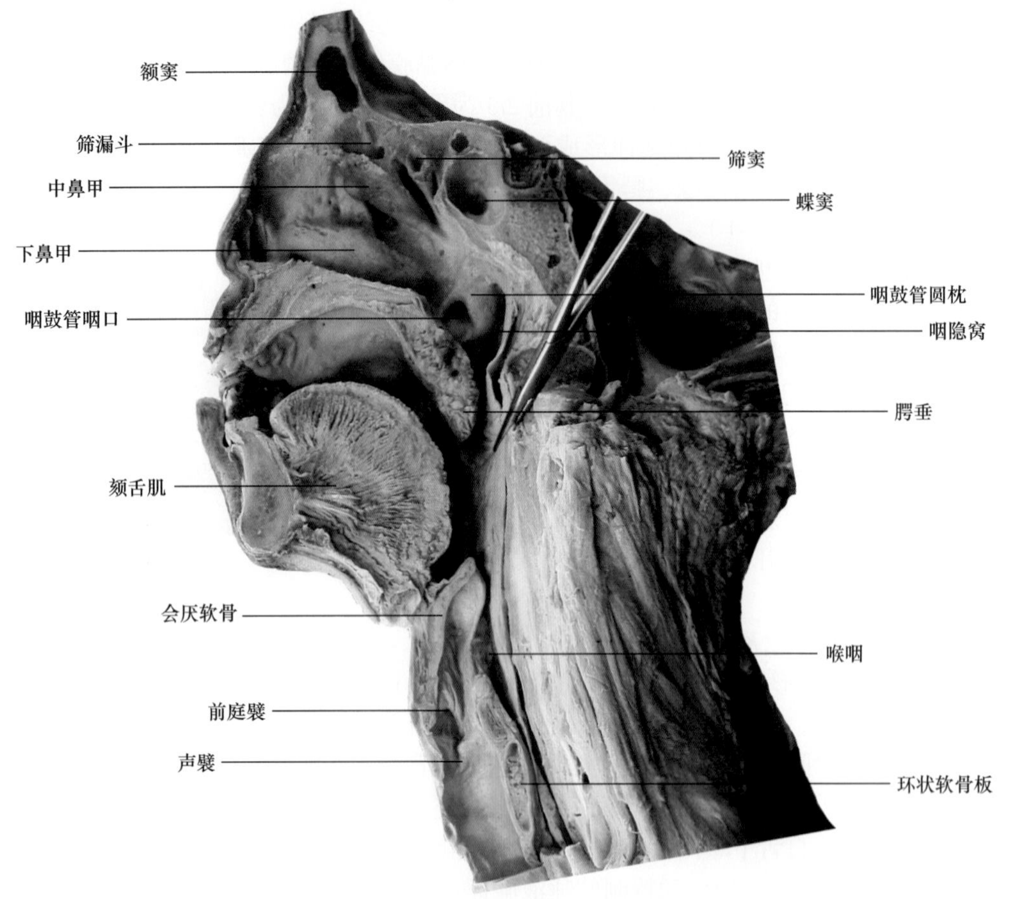

图 8-3 头颈部正中矢状面

（2）观察口咽：首先观察口咽的位置与交通，口咽介于腭帆游离缘与会厌上缘平面之间，向上通鼻咽，向下通喉咽，向前经咽峡与口腔相通。再观察该部的主要结构：舌根后部至会厌的矢状位的黏膜皱襞称**舌会厌正中襞**，其两侧的凹陷为**会厌谷**。口咽侧壁腭舌弓与腭咽弓之间凹陷为**扁桃体窝**，容纳**腭扁桃体**。

（3）观察喉咽：首先观察喉咽的位置与交通，喉咽位于会厌上缘至第 6 颈椎下缘平面之间，向下与食管相续，向前经喉口与喉腔相通。再观察喉口两侧下份的深窝即**梨状隐窝**。

3. 食管 利用整尸标本和食管连胃离体标本并结合图谱观察。

（1）观察食管的起始、行程与分部：食管起于第 6 颈椎下缘与咽相接，经胸廓上口进入胸腔，穿膈的食管裂孔进入腹腔，连于胃的贲门。根据其行程分为颈部、胸部和腹部。

（2）观察食管的 3 个生理性狭窄：第 1 个狭窄位于起始处；第 2 个狭窄位于与左主支气管交叉处；第 3 个狭窄位于穿膈的食管裂孔处。

4. 胃 利用整尸标本和食管连胃离体标本与模型观察。

（1）观察胃的位置：胃中等程度充盈时，大部分位于左季肋区，小部分位于腹上区。贲门位于第 11 胸椎左侧，幽门位于第 1 腰椎右侧。

（2）观察胃的形态与分部：首先观察胃的形态，胃分为前、后两壁，大、小两弯及入、出两口。其前壁朝前上，后壁朝后下。**胃小弯**凹向右上方，其最低处称**角切迹**；**胃大弯**凸向左下方。胃的入口称**贲门**，接食管；胃的出口称**幽门**，续十二指肠。再观察胃的分部，胃分为4部，贲门附近的**贲门部**，贲门平面以上向上方膨出的**胃底**，角切迹与胃底之间的**胃体**及角切迹与幽门之间的**幽门部**。幽门部又分右侧细长的**幽门管**和左侧较膨大的**幽门窦**（图8-4）。

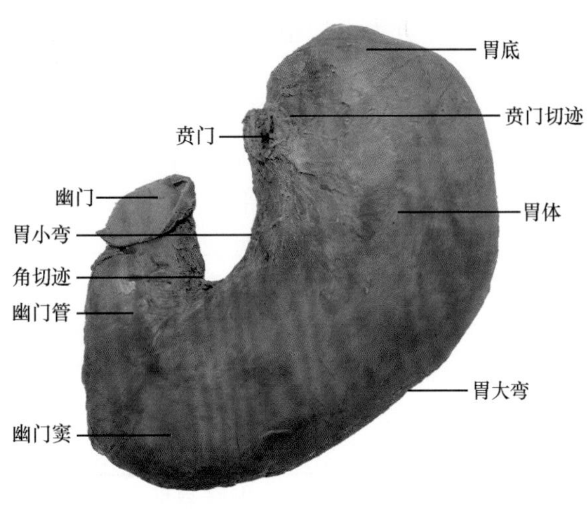

图 8-4　胃的形态

（3）观察胃壁的结构：利用离体且剖开胃壁的标本观察胃的黏膜结构，可见空虚的胃有许多黏膜皱襞，其中近胃小弯侧有数条恒定的黏膜皱襞，皱襞间的沟称**胃道**。利用显示胃壁肌层的标本观察外纵、中环及内斜3层平滑肌。其中环行平滑肌在幽门处增厚形成**幽门括约肌**，括约肌被覆黏膜形成环形皱襞即**幽门瓣**（图8-5）。

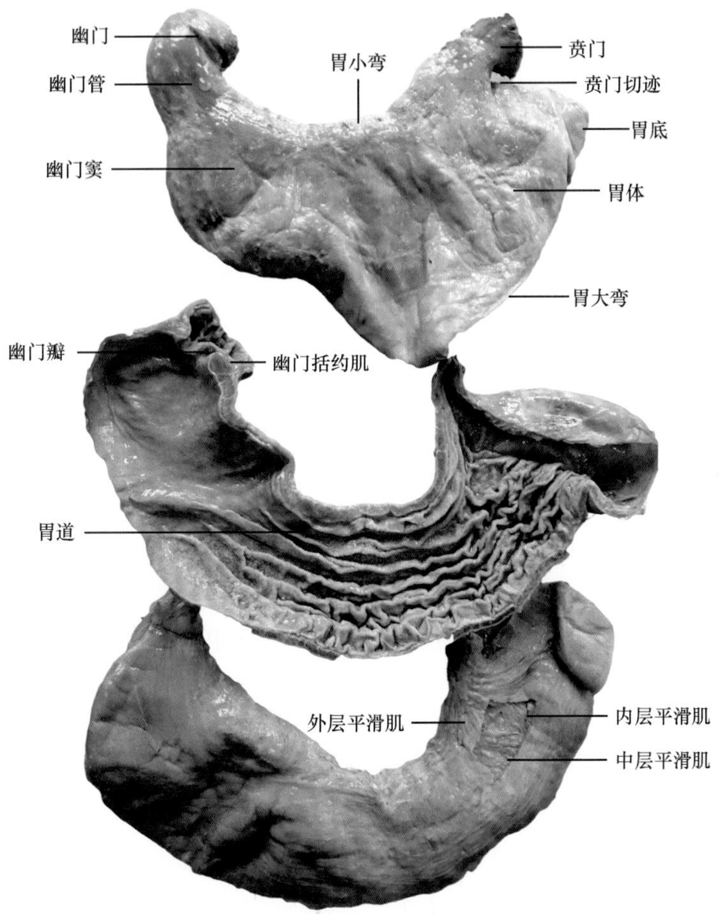

图 8-5　胃壁的形态与结构

5. 小肠 分为十二指肠和空肠、回肠三部分，利用整尸标本和小肠各段的离体标本观察。

（1）观察十二指肠：①在尸体标本上原位观察其位置与形态，可见十二指肠除起始部和末端外，其余位置深，紧贴腹后壁，呈“C”字形包绕胰头。②观察其分部，按行程分为上部、降部、水平部和升部（对照教材学习其续连关系）。上部与降部转折处形成**十二指肠上曲**，降部与水平部转折处形成**十二指肠下曲**，升部与空肠转折处形成**十二指肠空肠曲**。③观察**十二指肠球**：是十二指肠上部近幽门的一段肠管。在切开上部肠壁的标本上观察，可见该部壁较薄，黏膜光滑，无环状襞。④观察降部的黏膜特点与结构：在切开十二指肠降部的标本上观察，可见该部有发达的环状襞，在降部后内侧壁有纵行的黏膜皱襞称**十二指肠纵襞**，纵襞下端的圆形隆起称**十二指肠大乳头**，其上有肝胰壶腹的开口。有时在大乳头左上方可见**十二指肠小乳头**。⑤观察**十二指肠悬韧带（Treitz 韧带）**：在十二指肠空肠曲与右膈脚之间有**十二指肠悬肌**，其表面被覆腹膜称**十二指肠悬韧带**。

（2）观察空肠与回肠：首先在整尸标本上观察其位置与特点，可见空肠主要位于左上腹，管径较粗，管壁较厚，动脉弓 1 ～ 2 级；回肠主要位于右下腹，管径较细，管壁较薄，动脉弓 3 ～ 4 级。再利用切开肠壁的离体标本观察其黏膜皱襞，可见空肠的环状襞密而高，而回肠的环状襞疏而低。最后在整尸标本上，于回肠末端 0.3 ～ 1.0m 范围寻找可能存在的 Meckel 憩室。

6. 大肠 分为盲肠、阑尾、结肠、直肠和肛管五部分，利用大肠各段的离体标本进行观察。

（1）观察盲肠和结肠的 3 种特征性结构：①**结肠带**，共 3 条，与肠管纵轴一致；②**结肠袋**，是肠壁由横沟隔开并向外膨出的囊状突起；③**肠脂垂**，是结肠带两侧的脂肪突起。

（2）观察盲肠和阑尾：用回盲部离体剖开标本观察。盲肠是大肠的起始部，下端为盲端，上续升结肠，左侧与回肠末端相连。回肠末端以**回盲口**开口于盲肠，口上、下各有一片半月形黏膜皱襞称**回盲瓣**。阑尾根部附着于盲肠的后内侧壁，远端游离。

（3）观察结肠：在整尸标本上观察，结肠在右髂窝处续于盲肠，至第 3 骶椎平面与直肠续连。结肠分为升结肠、横结肠、降结肠和乙状结肠 4 部。在肝右叶下方，升结肠移行为横结肠，转折形成**结肠右曲**（肝曲）；在脾下方，横结肠移行为降结肠，转折处形成**结肠左曲**（脾曲）。

（4）观察直肠：用盆腔正中矢状面标本观察。直肠在第 3 骶椎水平接乙状结肠，向下沿骶、尾骨前面下降，穿过盆膈移行为肛管。在矢状面上，直肠有两个弯曲，上一个称**骶曲**，凸向后；下一个称**会阴曲**，凸向前。直肠下段膨大称**直肠壶腹**。直肠内面可见 3 个直肠横襞，由黏膜被覆增厚的环行平滑肌形成，其中最大、最恒定为**中直肠横襞**，位于直肠右前壁，注意观察其与腹膜的关系。

（5）观察肛管：肛管于盆膈平面接直肠，末端止于肛门。利用盆腔正中矢状面标本、直肠连肛管的离体标本并配合图谱观察。肛管内面有 6 ～ 10 条纵行的黏膜皱襞称**肛柱**，连接相邻肛柱下端的半月形黏膜皱襞称**肛瓣**，肛瓣与肛柱下端围成的开口向上的小隐窝称**肛窦**，全部肛柱下端与肛瓣边缘连接形成的锯齿状环行线称**齿状线**。齿状线下方宽约 1cm 的环形带称**肛梳**（痔环），肛梳下缘有一不甚明显的环形线称**白线**。

（二）消化腺

1. 肝

（1）观察肝的位置：在整尸标本上观察。肝大部分位于右季肋区和腹上区，小部分位于左季肋区。肝大部分被胸廓掩盖，仅一小部分于左、右肋弓之间的腹上区直接与腹前壁相邻。对照教材在骨架模型上学习肝上、下界的体表投影。

（2）观察肝的形态（图 8-6，图 8-7）：在整尸标本与肝离体标本上观察。肝有上、下两面和前、后、左、右四缘。肝上面光滑隆凸，与膈相贴故又称**膈面**。膈面前部借矢状位的**镰状韧带**分为**肝左叶**和**肝右叶**，膈面后部未被腹膜被覆的区域称**裸区**。镰状韧带游离缘内有**肝圆韧带**。肝下面凹凸不平，邻腹腔脏器又称**脏面**。脏面中部有“H”形沟，其左纵沟窄而深，其前部称**肝圆韧带裂**，容纳肝圆韧带；后部称**静脉韧带裂**，容纳静脉韧带。右纵沟宽而浅，其前部容纳胆囊称**胆囊窝**；后部为**腔静脉沟**，有下腔静脉通过。横沟称**肝门**，有肝固有动脉左右支、肝左右管、肝门静脉左右支及神经和淋巴管出入。所有出入肝门结构被结缔组织所包裹称**肝蒂**。腔静脉沟上端，肝左、中、右静脉注入下腔静脉处称**第 2 肝门**。肝脏面借“H”形沟分为 4 叶：**肝左叶**、**肝右叶**、**肝方叶**和**尾状叶**。肝前缘锐而薄，其胆囊窝处有胆囊切迹。肝左缘锐而薄。肝右缘和后缘均较圆钝。

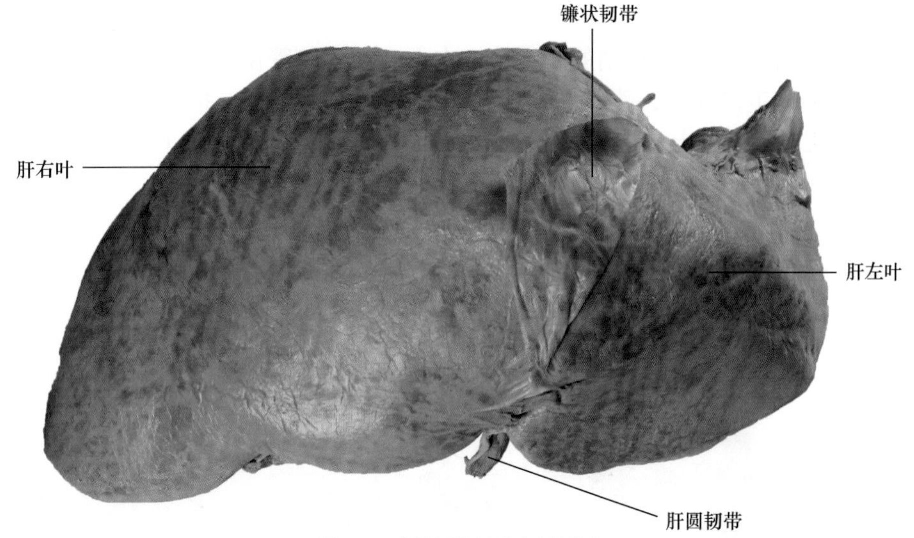

图 8-6　肝的形态（上面观）

图 8-7　肝的形态（后下面观）

2. 肝外胆道系统　包括胆囊和输胆管道（肝左右管、肝总管与胆总管），通过肝及肝外胆道连十二指肠离体标本观察。

（1）观察胆囊：胆囊位于肝的胆囊窝内，分为底、体、颈、管4部。胆囊管、肝总管和肝的脏面围成的三角称**胆囊三角**(Calot三角)，有肝固有动脉右支和胆囊动脉通过。

（2）观察输胆管道：肝左、右叶内的毛细胆管会合形成**肝左管**和**肝右管**，出肝门后合成**肝总管**，肝总管与胆囊管锐角合成**胆总管**，经十二指肠上部后方下降，再经胰头后方至十二指肠降部，在此与胰管会合形成膨大的**肝胰壶腹**，斜穿十二指肠降部后内侧壁，开口于十二指肠大乳头。

3. 胰

（1）观察胰的位置、分部：在整尸标本和胰离体标本上观察（图8-8）。可见胰在第1、2腰椎平面横贴于腹后壁。胰分为4部：右侧端膨大称**胰头**（其下部向左后方的突出部称**钩突**）；中间大部分为**胰体**，胰头与胰体之间狭窄的部分为**胰颈**，末端较细的部分称**胰尾**。

（2）观察胰的导管：在特制的胰导管标本上观察。**胰管**位于胰实质内，与胰长轴一致，从胰尾经胰体走向胰头，沿途接受许多小叶间导管，在十二指肠降部壁内与胆总管会合成肝胰壶腹，开口于十二指肠大乳头。有时，在胰头上部、胰管上方可见细小的副胰管，开口于十二指肠小乳头。

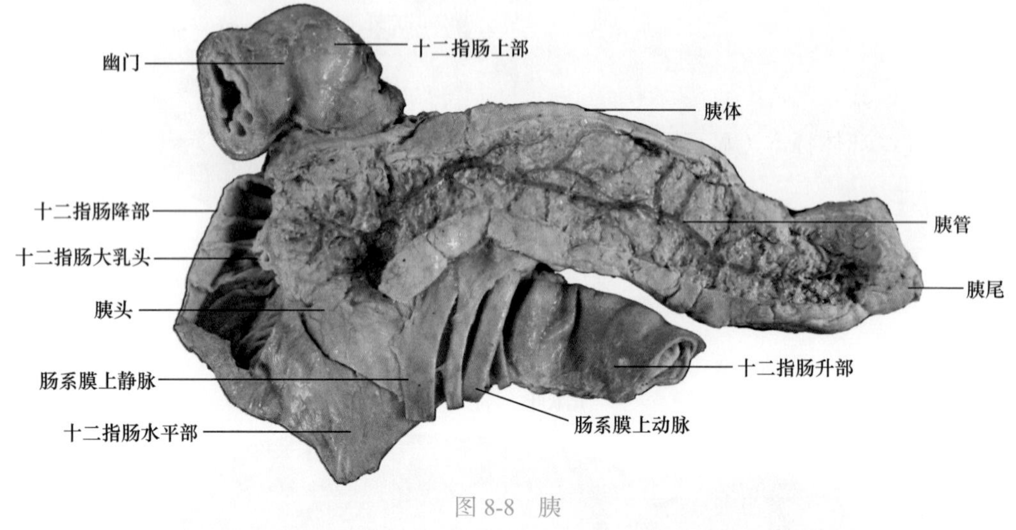

图8-8　胰

四、复习思考题

1. 试用框架图表示消化系统的组成。
2. 什么是上、下消化道？上、下消化道分别包括哪些部分？
3. 简述胆汁的产生、储存及排入十二指肠的途径。

（汤华军）

实验九　呼吸系统

一、实验目的

1. 掌握　呼吸系统的组成，上、下呼吸道的概念；鼻腔的分部；固有鼻腔内、外侧壁的主要结构；鼻旁窦的名称、位置和开口部位；喉的位置；喉软骨的名称；喉腔的结构和分部；气管的位置与形态；左、右主支气管的差异及临床意义；肺的位置形态与分叶；胸膜、胸膜腔的概念；壁胸膜的分部；肋膈隐窝的概念；肺尖与胸膜顶、肺与胸膜下界的体表投影；纵隔的概念、境界与分区。

2. 熟悉　喉软骨的位置及其连结情况；支气管树与支气管肺段的概念。

3. 了解　外鼻的形态、构造，各鼻旁窦的形态特点；喉的毗邻；喉肌的分群与功能；气管的结构特点；胸膜和肺前界的体表投影；各部纵隔的主要结构。

二、实验材料

1. 头颈部正中矢状面标本（需显示喉完整切面）。
2. 打开胸前外侧壁的尸体标本 1 具（一侧去除肺而另一侧保留肺，胸膜与纵隔完好）。
3. 喉瓶装或离体标本（整体与正中矢状面，显示喉软骨、喉口与喉腔）。
4. 喉肌标本与模型（显示喉内肌与喉外肌）。
5. 喉连结离体标本（显示甲状舌骨膜、环甲关节与环杓关节、方形膜、弹性圆锥及环状软骨气管韧带）。
6. 气管与主支气管离体标本（切开气管杈，显示气管隆嵴）。
7. 左、右肺连带气管与左、右主支气管离体标本及左、右肺离体标本（显示肺门及出入结构）。
8. 颅骨正中矢状面标本（显示鼻旁窦）。
9. 喉的模型。
10. 支气管树标本与模型。

三、实验内容

（一）观察呼吸道的组成和上、下呼吸道

利用头颈部正中矢状面标本观察，呼吸道由鼻、咽、喉、气管和各级支气管组成，临床上将鼻、咽、喉称**上呼吸道**，气管及各级支气管称**下呼吸道**。

（二）鼻

鼻分为外鼻、鼻腔和鼻旁窦三部分。

1. 观察外鼻　外鼻由鼻骨和鼻软骨作支架被覆皮肤构成。在活体上观察（同学之间互相观察）。外鼻与额部相连的狭窄部分称**鼻根**，向下延续为**鼻背**，末端为**鼻尖**，鼻尖两侧呈弧状突起的部分称**鼻翼**，鼻翼向外下至口角的浅沟称**鼻唇沟**。

2. 观察鼻腔　利用头颈部正中矢状面标本观察。

（1）观察鼻腔的交通与分部：鼻腔被鼻中隔分为左、右两腔，向前经鼻孔通外界，向后经鼻后孔通鼻咽。每侧鼻腔被**鼻阈**分为前下部的**鼻前庭**和后上部的**固有鼻腔**两部分。

（2）观察鼻腔外侧壁的结构（图 9-1）：自上而下有三个鼻甲，分别称**上鼻甲**、**中鼻甲**和**下鼻甲**。每个鼻甲下方有鼻道，分别称**上鼻道**、**中鼻道**和**下鼻道**。上鼻甲后上方与蝶骨体之间的凹陷称**蝶筛隐窝**。下鼻道前部有鼻泪管的开口。

（3）观察固有鼻腔的黏膜：在鼻腔内面，包括鼻甲、鼻道处均衬有黏膜。按其功能不同分为**嗅区**和**呼吸区**两部分，请对照教材观察两区的位置。

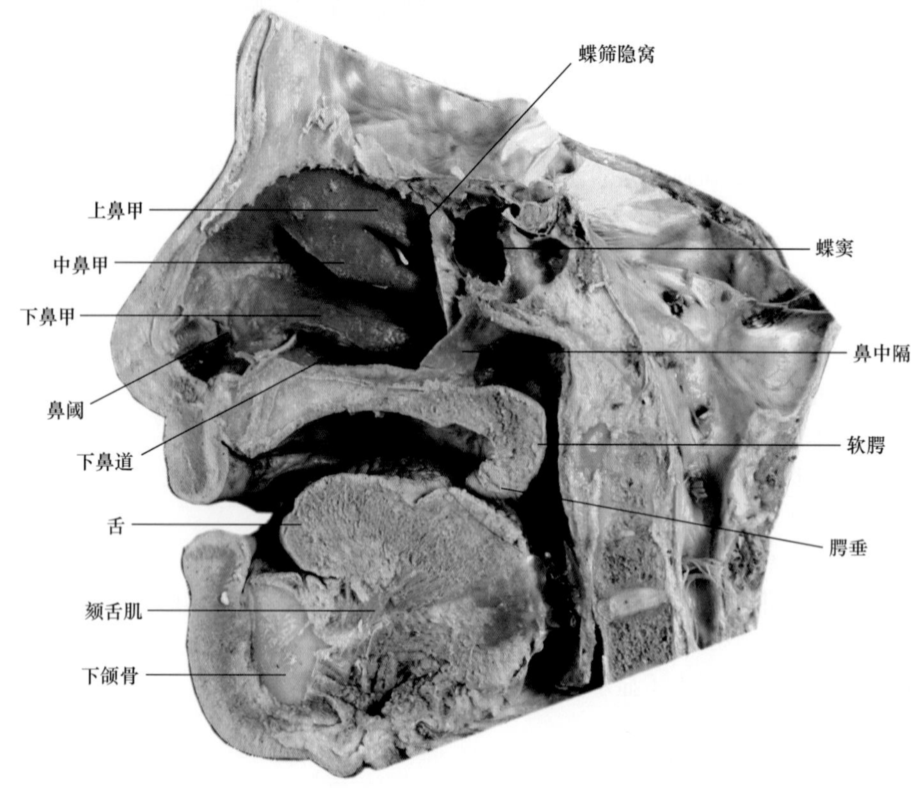

图 9-1　鼻腔外侧壁（探针示鼻旁窦的开口）

3. 观察鼻旁窦　鼻旁窦又称副鼻窦，是鼻腔周围含气的腔，共 4 对，均位于同名骨内，包括上颌窦、额窦、筛窦和蝶窦。用去除部分鼻甲的正中矢状面的整颅标本观察鼻旁窦的开口，其中额窦、上颌窦和筛窦前群、中群开口于中鼻道；筛窦后群开口于上鼻道；蝶窦开口于蝶窦隐窝，观察时可用探针证实其开口部位。

（三）喉

1. 观察喉软骨　喉软骨包括单一的甲状软骨、环状软骨、会厌软骨和成对的杓状软骨（图 9-2）。利用喉软骨标本及喉的模型观察。**甲状软骨**由两块方形软骨板在前缘融合而成，融合处称**前角**，前角上端向前突出称**喉结**。软骨板后缘向上、下发出突起，称**上角**和**下角**。**环状软骨**位于甲状软骨的下方，由前部的**环状软骨弓**和后部的**环状软骨板**构成。**会厌软骨**形似上宽下窄的树叶，借韧带连于甲状软骨前角内面，其表面被覆黏膜称**会厌**。

杓状软骨位于环状软骨板的上方，呈三棱锥形，底向下与环状软骨形成关节。底有两个突起，向前的突起称**声带突**；向外侧的突起称**肌突**。

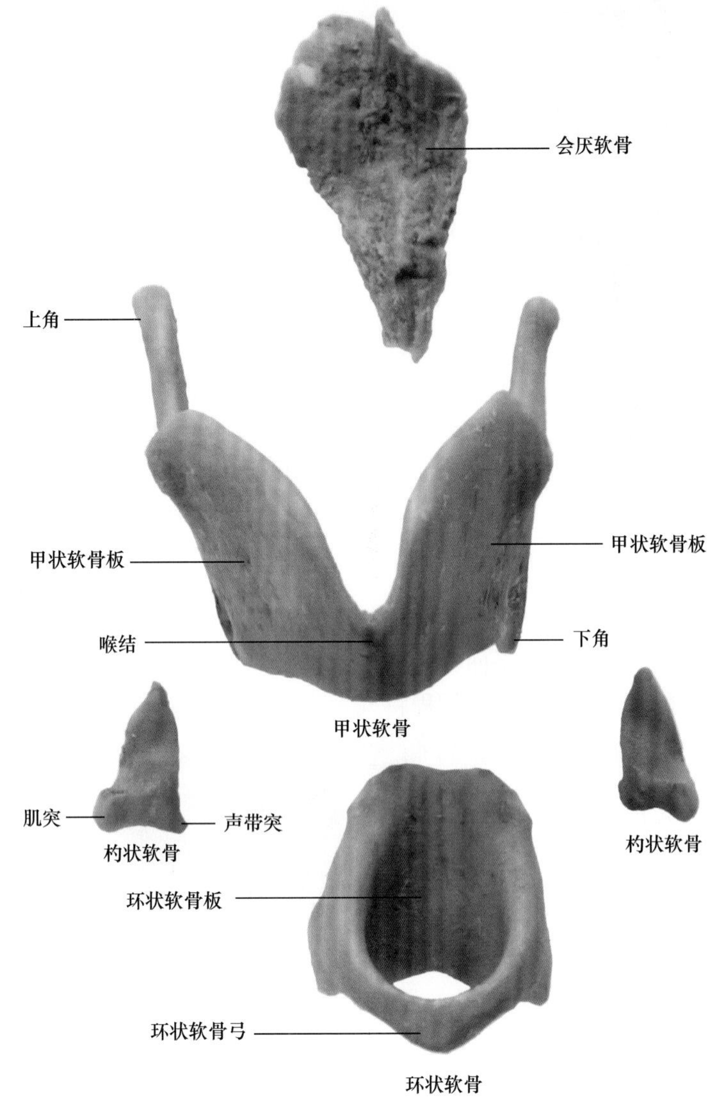

图 9-2　喉软骨

2. 观察喉的连结　利用喉连结离体标本观察。连于甲状软骨上缘与舌骨之间的结缔组织膜称**甲状舌骨膜**。对照教材观察环甲关节与环杓关节的构成与运动。观察**方形膜**的位置，注意观察其下缘增厚形成的**前庭韧带**。观察弹性圆锥的位置、形态，其下缘附着于环状软骨上缘，上缘增厚，连于甲状软骨前角后面与声带突之间称**声韧带**。**环状软骨气管韧带**是连于环状软骨下缘与第一气管软骨环之间的结缔组织膜。

3. 观察喉肌　喉肌按位置分为喉内肌和喉外肌两群；按功能分为紧张或松弛声带的肌群和开大或缩小声门的肌群。利用喉肌标本与模型观察。紧张声带的肌为环甲肌，松弛声带的肌为甲杓肌。开大声门的肌为环杓后肌，缩小声门的肌有环杓侧肌和杓横肌等。请结合教材观察肌的位置、起止和作用。

4. 观察喉腔　利用完整喉标本及正中矢状面喉标本（图 9-3）结合喉的模型观察。

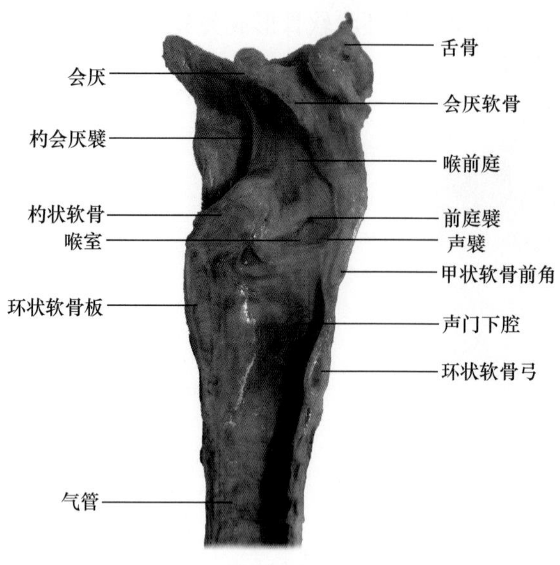

图 9-3 喉腔矢状面

（1）观察喉口：喉的入口称喉口，由会厌上缘、甲状会厌襞及杓间切迹围成。

（2）观察喉腔中部侧壁的两对黏膜皱襞：上一对称**前庭襞**，下一对称**声襞**。

（3）观察两个裂隙：位于两侧前庭襞之间的裂隙称**前庭裂**，位于两侧声襞及杓状软骨基底部之间的裂隙称**声门裂**，结合教材内容复习其分部及特点。

（4）观察喉腔的分部：喉腔借前庭裂和声门裂平面分为三部分，喉口至前庭裂平面间的部分称**喉前庭**，前庭裂平面与声门裂平面之间的部分称**喉中间腔**，其向两侧延伸至前庭襞与声襞间的梭形隐窝称**喉室**。声门裂平面至环状软骨下缘的部分称**声门下腔**。

（四）气管和主支气管

1. 观察气管 利用气管与主支气管离体标本观察（图 9-4）。气管起自环状软骨下缘，经胸廓上口进入胸腔，至胸骨角平面分为左、右主支气管，分杈处称**气管杈**，其内面有一上凸的半月形纵嵴称**气管隆嵴**。根据行程将气管分为颈部和胸部。再观察气管的构成，气管由 16 ～ 20 个半环形的气管软骨、结缔组织和平滑肌构成。其缺口向后，由**膜壁**封闭。

2. 观察主支气管 利用气管与主支气管离体标本观察。主支气管是气管分出的第一级分支，右主支气管短粗，较为陡直，可视为气管的直接延续。左主支气管细长，较倾斜。

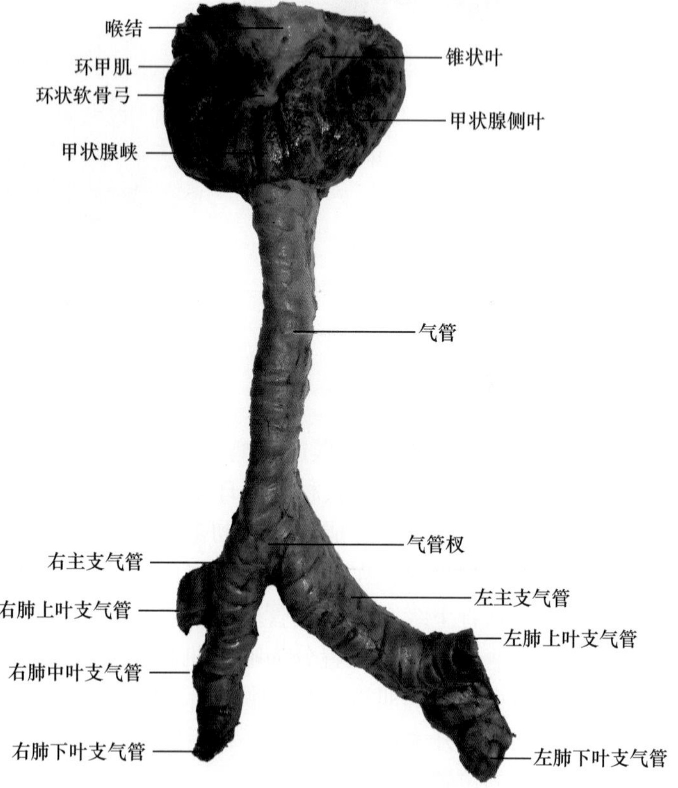

图 9-4 气管与主支气管

（五）肺

1. 观察肺的位置和一般特点 利用打开胸腔的尸体标本观察。肺位于胸腔内、纵隔两侧。由于右肺膈下有肝及心的位置偏左，故右肺较宽短，而左肺较狭长。在尸体标本上成人肺的颜色较深，多呈棕黑色，年龄越大则肺的颜色越深。

2. 观察肺的形态与分叶 利用打开胸腔的尸体标本和离

体肺标本观察。肺大致呈圆锥形，分为一尖、一底、两面、三缘。**肺尖**圆钝，经胸廓上口突至颈根部，高出锁骨内侧 1/3 段上方 2 ～ 3cm 。**肺底**又称膈面，略向上凹。**肋面**宽阔而圆凸，邻胸壁内面。**内侧面**朝纵隔又称**纵隔面**，其中部有长圆形的凹陷称**肺门**，有主支气管、肺动静脉、支气管动静脉及淋巴管和神经出入。所有出入肺门的结构被结缔组织包裹称**肺根**。肺的前缘薄而锐，左肺前缘下份有**心切迹**，切迹下方的舌状突出称**左肺小舌**。肺的下缘薄而锐，后缘圆钝。左肺由**斜裂**分为上、下两叶，右肺由斜裂和**水平裂**分为上、中、下三叶（图 9-5 ～图 9-8）。

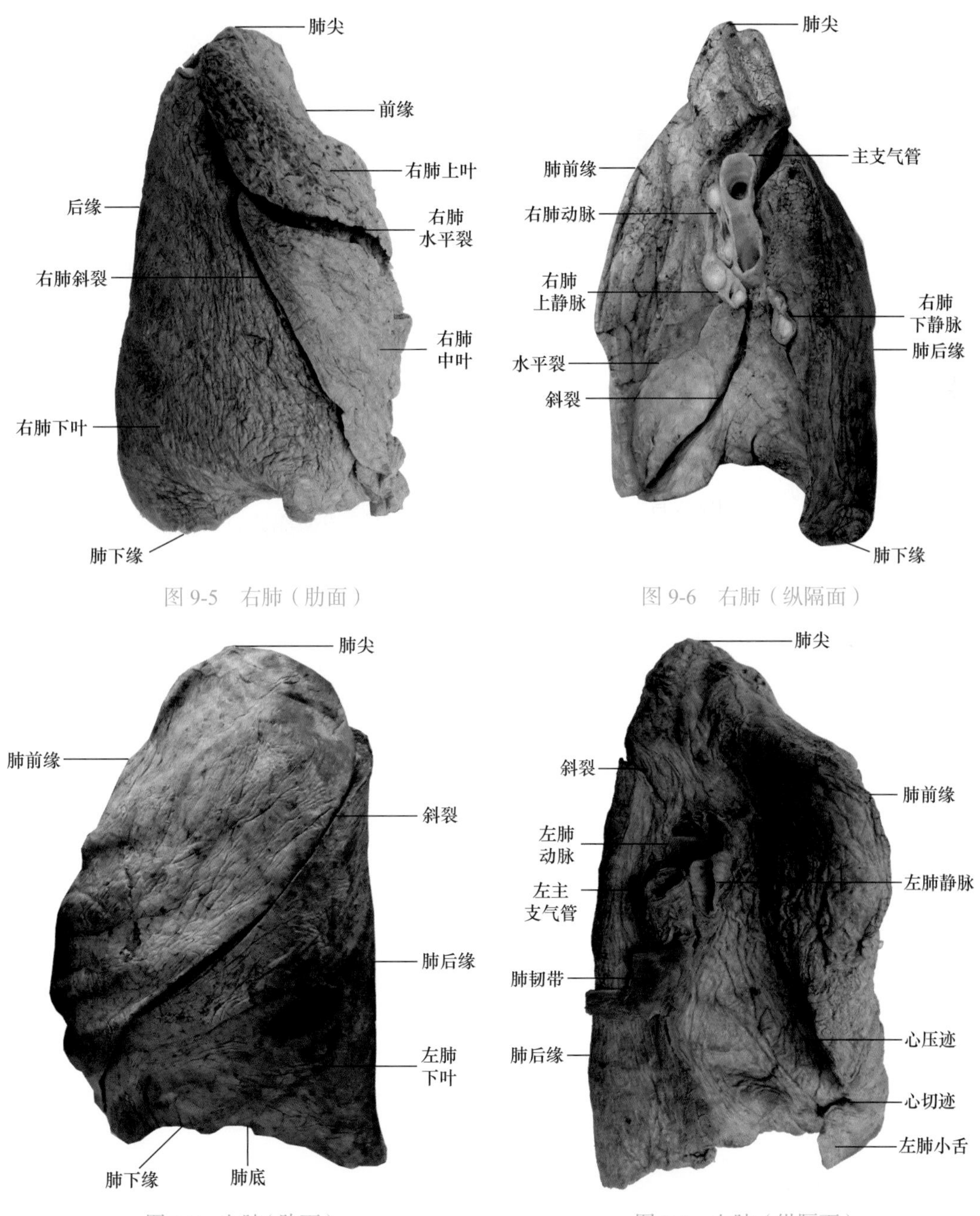

图 9-5　右肺（肋面）

图 9-6　右肺（纵隔面）

图 9-7　左肺（肋面）

图 9-8　左肺（纵隔面）

3. 观察支气管树　利用支气管树标本与模型观察。主支气管进入肺门后，左主支气管

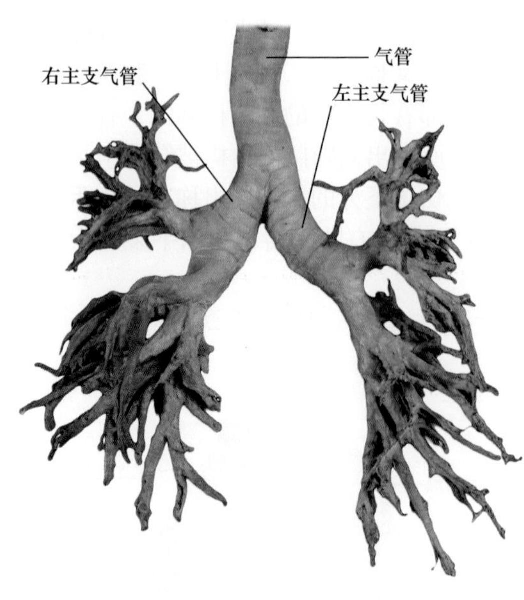

图 9-9　支气管树

分为上、下叶支气管，右主支气管分上、中、下叶支气管。叶支气管再分为肺段支气管，肺段支气管在肺内反复分支，整个支气管呈树状，故称支气管树（图 9-9）。

（六）胸膜

1. 观察胸膜的特点与分部　利用打开胸腔的整尸标本观察。胸膜为薄而光滑的浆膜，分为**脏胸膜**和**壁胸膜**两部分。脏胸膜又称肺胸膜，紧贴肺表面并伸入叶间裂内。壁胸膜贴于纵隔表面、胸壁内面及膈上面。依据壁胸膜被覆的不同将其分为**胸膜顶**、**肋胸膜**、**膈胸膜**、**纵隔胸膜**四部分。

2. 探查胸膜腔和肋膈隐窝　脏胸膜与壁胸膜在肺根处相互移行而在双肺的表面形成的潜在的密闭腔隙称**胸膜腔**，即手伸入脏胸膜与壁胸膜之间的狭窄间隙。再将手指伸入肋胸膜与膈胸膜之间的半环形间隙内，此即**肋膈隐窝**，为胸膜腔的最低处。

（七）纵隔

利用打开胸腔的整尸标本并结合教材和图谱观察。

1. 观察纵隔的位置与境界　纵隔是两侧纵隔胸膜之间的全部器官、结构和结缔组织的总称。其前界为胸骨，后界为脊柱胸段，两侧界为纵隔胸膜，上界为胸廓上口，下界为膈。

2. 观察纵隔的分区及内容　通常以胸骨角平面将纵隔分为上纵隔和下纵隔，下纵隔再以心包为界分为前、中、后纵隔。前纵隔位于胸骨体与心包之间；心及出入心的大血管所在部位称中纵隔；心包与脊柱胸段之间的部分为后纵隔。各纵隔的内容请结合教材、图谱学习。

四、复习思考题

1. 哪些结构开口于鼻腔？有何意义？
2. 嗅区、呼吸区、易出血区分别位于何处？
3. 试述喉腔的结构。
4. 名词解释：胸腔；胸膜腔；肋膈隐窝。

（常能彬）

实验十 泌尿系统

一、实验目的

1. 掌握 泌尿系统的组成；肾的形态、位置、构造及被膜；输尿管的起止、分部、狭窄的位置及临床意义；膀胱的形态、位置、内面结构（输尿管间襞、膀胱三角）；女性尿道的特点及开口位置。

2. 熟悉 泌尿系统的主要功能；肾的毗邻；膀胱与腹膜的关系及其临床意义。

3. 了解 肾段血管与肾段；肾的畸形与异常；输尿管、膀胱及女性尿道的毗邻。

二、实验材料

1. 男性泌尿生殖串联标本（显示泌尿系统各器官的连接关系）。

2. 离体肾标本（显示肾的外形；完整保留肾的3层被膜）。

3. 肾的冠状面标本（显示肾的构造、肾窦及其内容）。

4. 整尸标本，显示腹腔后壁器官（包括肾的位置、毗邻、被膜与固定结构；输尿管的位置、形态、分部、走行、三处狭窄）。

5. 经过肾的腹腔旁矢状面、水平面标本（肾的被膜与固定结构）。

6. 男、女性盆腔正中矢状面标本（显示膀胱及尿道的位置、毗邻；输尿管与输精管和子宫动脉的交叉关系；膀胱充盈和空虚时与腹膜的关系；女性尿道开口部位）。

7. 剪开膀胱壁的离体膀胱标本（显示膀胱的形态、分部；膀胱襞；输尿管间襞、膀胱三角）。

8. 肾冠状面模型。

三、实验内容

观察男性泌尿生殖串联标本。泌尿系统由肾、输尿管、膀胱和尿道组成（图10-1）。

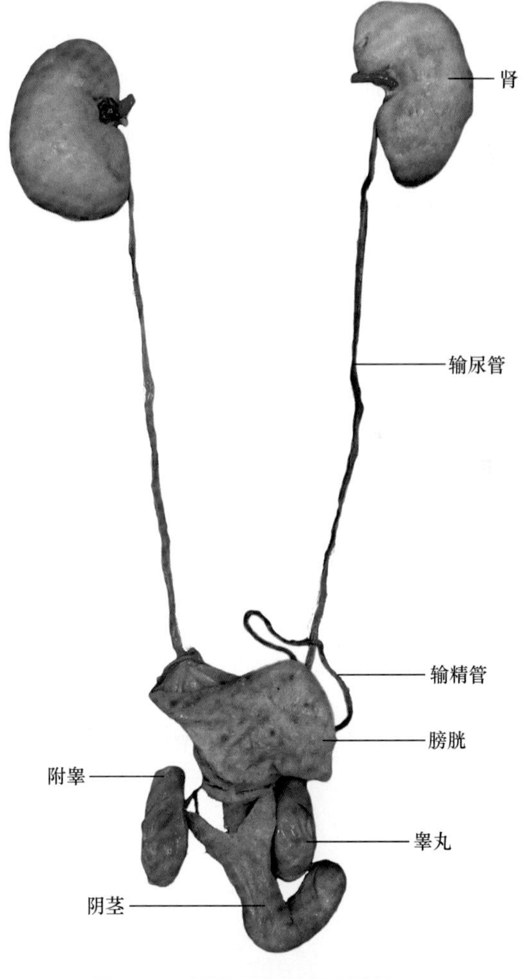

图10-1 泌尿系统概观（男性）

（一）肾

1. 观察肾的位置 在整尸标本上观察。肾位于脊柱两侧的腹膜后隙内，为腹膜外位器官。两肾上端较靠近，下端稍远离。左肾介于第11胸椎体下缘至第2腰椎体下缘之间，

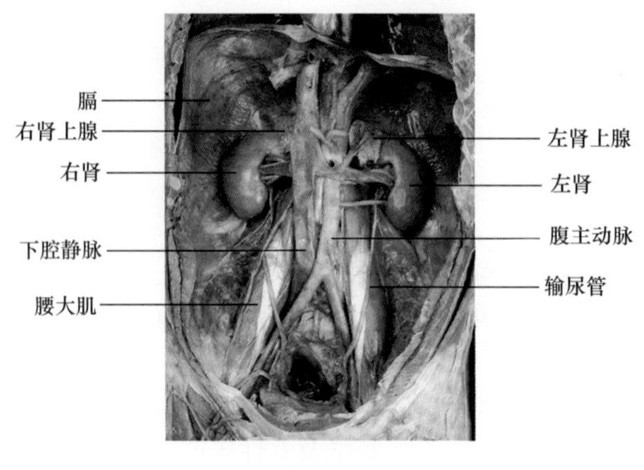

图 10-2 肾的位置

右肾介于第 12 胸椎体上缘至第 3 腰椎体上缘之间。第 12 肋分别斜越左肾中部和右肾上部后面（图 10-2）。左、右肾位置的比较，见表 10-1。

表 10-1 左、右肾位置比较

肾	上端	下端	与第 12 肋的关系	肾门
右肾	T_{12} 上缘	L_3 上缘	第 12 肋斜越上部后面	平 L_1
左肾	T_{11} 下缘	L_2 下缘	第 12 肋斜越中部后面	平 L_2

2. 观察肾的形态 利用离体肾标本观察。肾有上下两端、内外侧两缘及前后两面。肾上端宽而薄，下端窄而厚。肾后面较平，前面稍隆凸。肾外侧缘隆凸，内缘中部凹陷称**肾门**，有肾动脉、肾静脉、肾盂及神经、淋巴管等出入。所有出入肾门的结构被结缔组织包裹称**肾蒂**，注意观察肾蒂内的肾血管、肾盂从前向后和自上而下的排列关系。由肾门向肾实质延续的腔隙称**肾窦**，容纳肾动脉及分支、肾静脉及属支、肾大盏、肾小盏、肾盂与脂肪组织等。

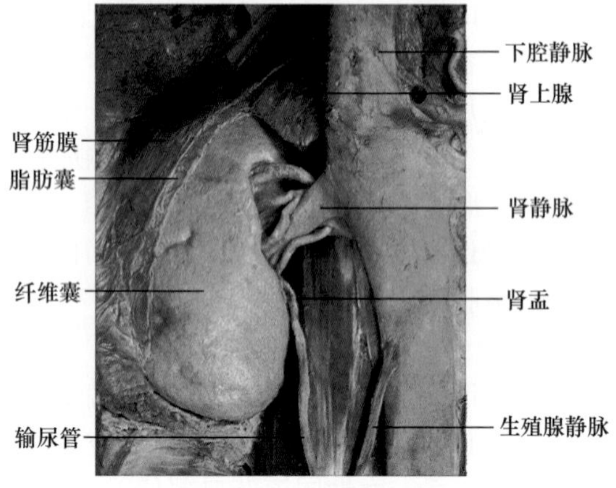

图 10-3 肾的被膜

3. 观察肾的被膜 肾的外面由外向内依次有纤维囊、脂肪囊和肾筋膜 3 层被膜。利用保留完整的 3 层被膜的离体肾标本（经过肾的腹腔旁矢状面水平面标本）逐层观察。**纤维囊**包裹于肾实质表面，由致密结缔组织和少量弹性纤维构成。纤维囊与肾实质连结疏松，易于剥离。**脂肪囊**又称肾床，是纤维囊外周的脂肪层，并经肾门伸入肾窦内，充填于窦内的结构之间。**肾筋膜**包裹肾和肾上腺，肾筋膜分为前、后两层，分别称为**肾前筋膜**和**肾后筋膜**（图 10-3）。

4. 观察肾的构造 肾由肾皮质和肾髓质构成，利用肾的冠状面标本和肾冠状面模型观察。

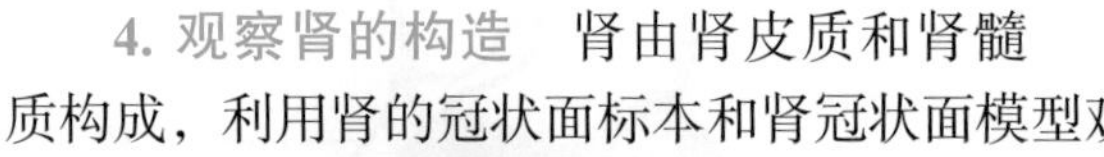

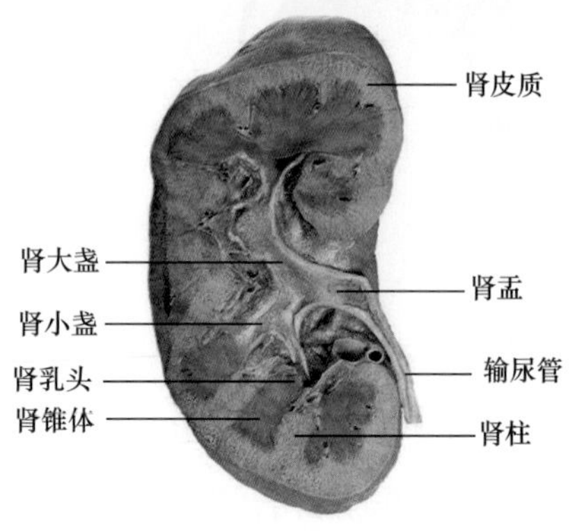

图 10-4 肾的结构（右肾，冠状面）

肾皮质位于肾实质浅层，其伸入肾锥体间的部分称**肾柱**。肾髓质位于肾皮质深面，由 15 ～ 20 个**肾锥体**构成。肾锥体呈圆锥形，底朝皮质，尖端钝圆称**肾乳头**，朝向肾窦。**肾小盏**位于肾窦内，为包绕肾乳头的漏斗形膜性管道，有 7 ～ 8 个。2 ～ 3 个肾小盏会合成一个**肾大盏**，每个肾有 2 ～ 3 个肾大盏，肾大盏会合成前后略扁的漏斗形**肾盂**。肾盂出肾门后行向内下，逐渐变细，移行为输尿管。上述的肾小盏、肾大盏、肾盂、肾的血管及脂肪等结构均位于肾窦内（图 10-4）。

（二）输尿管

1. 观察输尿管的形态、起始、行程及分部　在整尸标本上观察。输尿管为一对细长的肌性管道，起自肾盂，终于膀胱。根据行程将其分为三部分：**输尿管腹部**经腰大肌前面下行，至小骨盆上口处，左输尿管越过左髂总动脉末端前方，右输尿管跨右髂外动脉起始部前方。**盆部**自小骨盆上口处下行，经盆腔侧壁、髂内血管和骶髂关节前方下行至膀胱底。**壁内部**是斜穿膀胱壁的部分，经输尿管口开口于膀胱。

2. 观察男、女性输尿管在盆腔重要的毗邻关系　取男性和女性盆腔正中矢状面标本观察。在膀胱底后方，男性输尿管经输精管后方并与之交叉。在女性子宫颈外侧约2.5cm处，子宫动脉跨输尿管前上方。

3. 观察输尿管的狭窄　输尿管有3个狭窄，利用整尸标本并配合图谱观察。第一个狭窄位于起始部，第二个狭窄位于小骨盆上口跨髂血管处，第三个狭窄位于壁内部。

（三）膀胱

1. 观察空虚膀胱的形态　利用男性或女性盆腔正中矢状面标本观察。空虚膀胱呈三棱锥体形，分为尖、体、底、颈四部。**膀胱尖**朝前上，**膀胱底**朝后下，膀胱尖与底之间的部分为**膀胱体**，膀胱的最下部称**膀胱颈**，与前列腺底（男性）或尿生殖膈（女性）相邻。

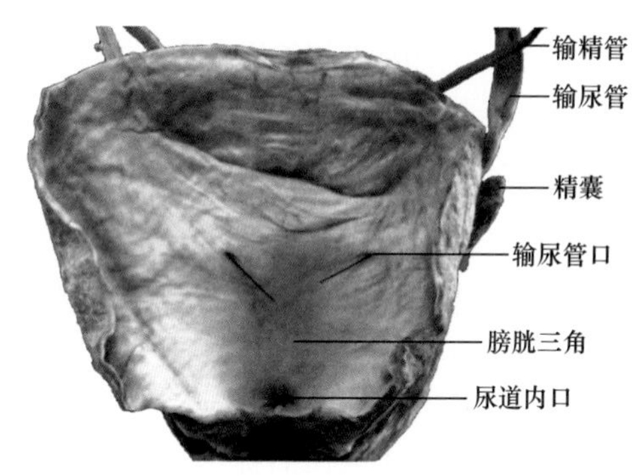

图10-5　膀胱内面观

2. 观察膀胱的内面结构　利用剪开膀胱壁的离体膀胱标本观察。可见空虚的膀胱黏膜形成许多**膀胱襞**。两侧输尿管口之间的横行皱襞称**输尿管间襞**。在膀胱底的内面，两输尿管口与尿道内口之间的三角形区域，因缺少黏膜下层，黏膜与肌层紧贴，无论膀胱空虚或充盈，始终保持平滑状态，该三角称**膀胱三角**（图10-5）。

3. 观察膀胱的位置及与腹膜的关系　利用整尸标本观察。成人膀胱位于盆腔内，耻骨后方，仅上面有腹膜覆盖。当膀胱充盈高出耻骨联合上缘平面时，覆盖于其上面的腹膜随之上移，膀胱下外侧面贴近腹前壁且无腹膜遮盖，故临床上常在此处行穿刺、手术而不会损伤腹膜。

（四）女性尿道

利用女性盆腔正中矢状面标本观察。女性尿道起自膀胱的尿道内口，向前下穿尿生殖膈，以尿道外口开口于阴道前庭。女性尿道的特点是宽、短、直，易于扩张。

四、复习思考题

1. 名词解释：肾门；肾蒂；肾窦；肾区；膀胱三角。
2. 尿液由哪个器官产生？经过哪些途径排出体外？
3. 简述输尿管3个狭窄的位置及意义。

（郑宇杰）

实验十一　男性与女性生殖系统、乳房、会阴

一、实验目的

1. 掌握　男性生殖系统的组成；睾丸的位置、形态和结构；附睾的位置和形态；输精管的分部及结扎术部位；前列腺的位置、形态与分叶；阴茎的形态及构造；男性尿道的分部、狭窄、膨大与弯曲。女性生殖系统的组成；卵巢的位置、形态及固定装置；输卵管的位置、开口、分部及各部的特点；子宫的位置、形态及固定装置；阴道的形态、阴道穹；阴道前庭的位置及开口。乳房的位置、形态和构造。会阴的概念、境界和分区。

2. 熟悉　男性外生殖器的组成；精囊的位置；射精管的合成及开口部位；卵巢的年龄变化；女性外生殖器的组成；盆膈和尿生殖膈的概念。

3. 了解　尿道球腺的位置及开口部位；阴囊的构成；阴茎的皮肤特点；乳房的淋巴引流途径；会阴的肌和筋膜。

二、实验材料

1. 男性生殖系统离体整套标本（显示男性生殖系统组成）。
2. 男性盆腔正中矢状面标本（显示男性内生殖器与外生殖器）。
3. 阴囊离体标本（剖开阴囊壁，显露睾丸及其被膜、附睾、精索及其被膜）。
4. 阴茎离体标本（显示阴茎海绵体和尿道海绵体）。
5. 睾丸离体纵切面标本（显示睾丸的结构）。
6. 女性生殖系统离体整套标本（显示女性生殖系统组成）。
7. 女性盆腔正中矢状面标本（显示卵巢、输卵管、子宫及其韧带、阴道）。
8. 女性外生殖器（女阴）离体标本（显示阴阜、大阴唇、小阴唇、阴道前庭等）。
9. 女性乳房离体标本（显示乳头、乳晕、乳腺叶、输乳管、输乳管窦、乳房悬韧带等）。
10. 乳房模型。
11. 男、女性盆腔模型（显示盆底肌、会阴的境界与分区、盆膈和尿生殖膈等）。

三、实验内容

（一）男性生殖系统

1. 观察男性生殖系统的组成　利用男性生殖系统离体整套标本和男性盆腔正中矢状面标本观察。男性生殖系统包括内生殖器和外生殖器两部分。内生殖器由生殖腺（睾丸）、输精管道（附睾、输精管、射精管、男性尿道）和附属腺（精囊、前列腺、尿道球腺）组成（图 11-1）。

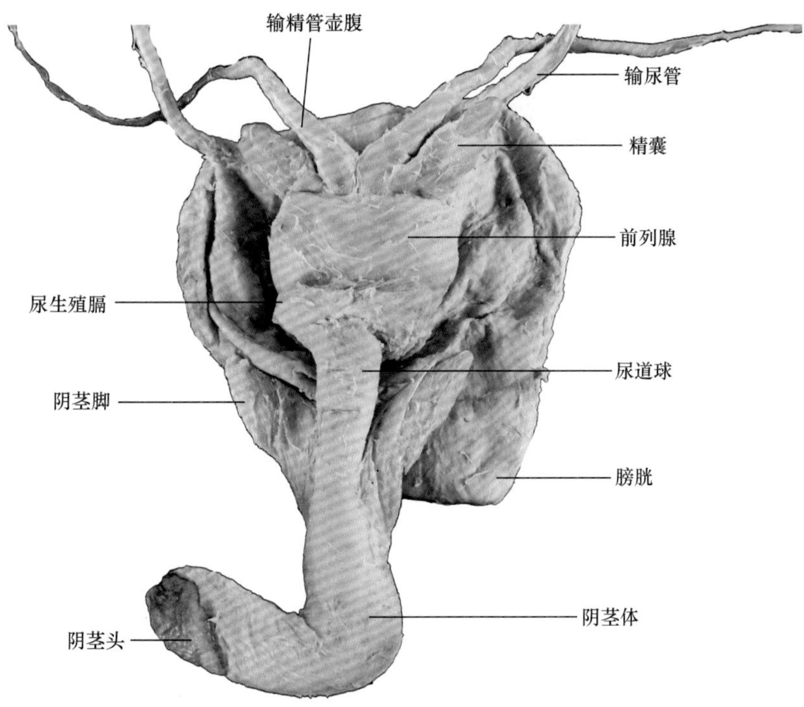

图 11-1　男性生殖系统（后面观）

2. 男性内生殖器

（1）睾丸

1）观察睾丸的位置、形态：利用剖开阴囊壁的离体标本观察。可见睾丸位于阴囊内，呈扁卵圆形，表面光滑。睾丸分前、后两缘，上、下两端和内、外侧两面。前缘游离，后缘有血管、神经和淋巴管出入，并有附睾体和附睾尾贴附。上端被附睾头遮盖，下端及外侧面游离，内侧面贴近阴囊中隔。

2）观察睾丸的结构：利用睾丸离体纵切面标本并结合图谱观察。睾丸表面被覆一层致密坚韧的**白膜**，白膜在睾丸后缘增厚并突入睾丸形成**睾丸纵隔**。从睾丸纵隔发出**睾丸小隔**伸入睾丸实质内，将其分为若干**睾丸小叶**。每个小叶内含有 2 ～ 4 条**精曲小管**，在靠近睾丸纵隔处会合成**精直小管**，精直小管进入睾丸纵隔交织形成**睾丸网**，从睾丸网发出 12 ～ 15 条**睾丸输出小管**，经睾丸后上部进入附睾头。

（2）观察附睾：利用剖开阴囊壁的离体标本观察。附睾呈新月状，贴附于睾丸上端和后缘。分为头、体、尾 3 部。其上端膨大称**附睾头**，由睾丸输出小管盘曲而成。中部为**附睾体**，下部变细为**附睾尾**，附睾体和附睾尾由附睾管盘曲而成，附睾尾向后上移行为输精管。

（3）观察输精管：利用男性盆腔正中矢状面标本观察。输精管是附睾管的直接延续，其特点是壁厚腔小。触摸输精管，体会其坚实感。输精管按行程分为**睾丸部**、**精索部**、**腹股沟管部**和**盆部**。对照教材复习各部的起止，观察盆部末段膨大的**输精管壶腹**。

（4）观察精索：利用剖开阴囊壁显露精索的离体标本观察。精索是一对柔软的圆索状结构，从腹股沟管深环延至睾丸上端。精索内的结构主要有输精管、睾丸动脉、蔓状静脉丛、神经丛、淋巴管和腹膜鞘突的残余等。精索外包有精索外筋膜、提睾肌和精索内筋膜 3 层被膜。

（5）观察射精管：射精管由输精管末端与精囊排泄管合成，向前下穿前列腺实质，开口于尿道前列腺部，结合图谱观察。

（6）精囊：利用男性盆腔正中矢状面标本观察。精囊为长椭圆形囊状器官，表面凹凸不平，位于膀胱底后方，输精管壶腹的外侧。

（7）前列腺：利用男性生殖系统离体整套标本和男性盆腔正中矢状面标本观察。前列腺为单个的实质性器官，形如栗子。位于膀胱颈与尿生殖膈之间。前列腺分三部分：其上端宽大称**前列腺底**，下端尖细称**前列腺尖**，底与尖之间的部分为**前列腺体**，其后面有一纵行浅沟称**前列腺沟**。

（8）尿道球腺：为一对豌豆大的球形腺，位于会阴深横肌内，排泄管开口于尿道球部。结合图谱观察。

3. 男性外生殖器

（1）阴囊：利用阴囊离体标本观察。阴囊是位于阴茎后下方的皮肤囊袋，由皮肤和肉膜构成。在正中线上，肉膜向深面发出阴囊中隔，将阴囊分为左、右两腔，分别容纳左右睾丸、附睾及部分精索。

（2）阴茎：利用男性盆腔正中矢状面标本和阴茎离体标本观察。

1）观察阴茎的形态：分为头、体和根三部分。其前端膨大称**阴茎头**，尖端有矢状位的**尿道外口**。**阴茎根**位于阴茎后端，附着于耻骨下支和坐骨支。头与根之间的圆柱状部分称**阴茎体**。

2）观察阴茎的构造：阴茎主要由 2 条阴茎海绵体和 1 条尿道海绵体构成。**阴茎海绵体**位于背侧，左右各一，为两端尖细的圆柱体，其前端嵌入阴茎头后面的凹槽内，后端称**阴茎脚**，附着于耻骨下支和坐骨支。**尿道海绵体**位于阴茎海绵体腹侧，呈两端膨大的圆柱体，有尿道贯穿其全长。其前端膨大为**阴茎头**，后端膨大为**尿道球**。

4. 男性尿道 起自膀胱的尿道内口，止于阴茎头的尿道外口。利用男性盆腔正中矢状面标本观察。

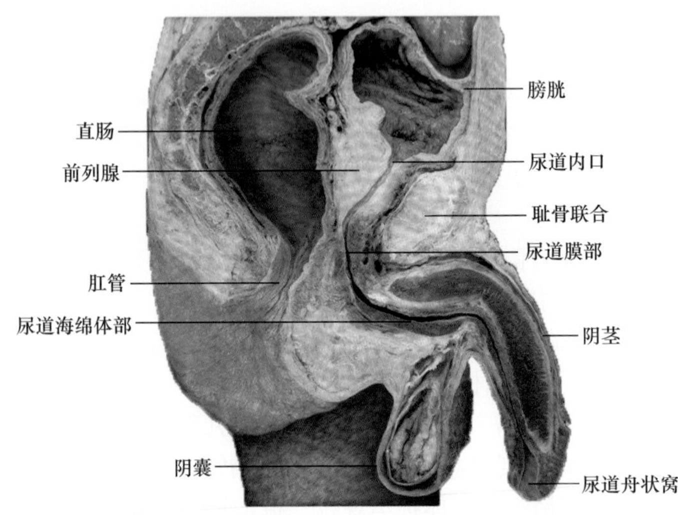

图 11-2 男性尿道

（1）观察男性尿道的分部：分为前列腺部、膜部和海绵体部。**前列腺部**为穿过前列腺的部分；**膜部**为穿过尿生殖膈的部分；**海绵体部**为穿过尿道海绵体的部分。

（2）观察男性尿道的狭窄、膨大和弯曲（图 11-2）：男性尿道有 3 个狭窄、3 个膨大和 2 个弯曲。3 个狭窄即**尿道内口**、**尿道膜部**和**尿道外口**；3 个膨大为**尿道前列腺部**、**尿道球部**和**尿道舟状窝**；2 个弯曲是凹向前上方的**耻骨下弯**和凹向后下方的**耻骨前弯**。

（二）女性生殖系统

1. 观察女性生殖系统的组成 在女性生殖系统离体整套标本和女性盆腔正中矢状面

标本上观察。女性生殖系统包括内生殖器和外生殖器。内生殖器由生殖腺（卵巢）和输送管道（输卵管、子宫和阴道）组成。

2. 观察女性内生殖器　利用女性盆腔正中矢状面标本和女性盆腔模型观察。

（1）卵巢：卵巢位于小骨盆侧壁，髂内、外动脉之间的卵巢窝内，呈扁卵圆形。有上、下两端，内、外侧两面和前、后两缘。上端与输卵管接触，并借**卵巢悬韧带**连于骨盆侧壁；下端借**卵巢固有韧带**连于子宫底两侧。前缘借卵巢系膜连于子宫阔韧带后面，此缘中部有血管、神经等出入的**卵巢门**；后缘游离。内侧面朝盆腔，邻小肠；外侧面贴卵巢窝。

（2）输卵管：输卵管位于子宫阔韧带游离上缘内，其外侧端以**输卵管腹腔口**通腹膜腔；内侧端以**输卵管子宫口**通子宫腔。输卵管由内侧向外侧分 4 部为①**子宫部**，为穿过子宫壁的部分；②**输卵管峡**，位于子宫部外侧，短、直、细；③**输卵管壶腹**，其特点是长（约占输卵管全长的 2/3）、粗、弯曲；④**输卵管漏斗**，是输卵管末端呈漏斗状的膨大，可见其游离缘有许多指状的突起称**输卵管伞**。

（3）子宫

1）观察子宫的位置、形态：子宫位于小骨盆腔中央、膀胱与直肠之间，其两侧有卵巢和输卵管。成年女性子宫呈轻度前倾前屈位。子宫呈前后稍扁的倒置梨形，分为底、体、颈 3 部。两侧输卵管子宫口以上的圆凸部分为**子宫底**；中间部分为**子宫体**；子宫体以下的圆柱状部分为**子宫颈**，子宫颈又分为**子宫颈阴道部**和**子宫颈阴道上部**。子宫与输卵管相接的部位称**子宫角**，颈与体移行的狭细部分称**子宫峡**。**子宫腔**位于子宫体内，子宫颈内的腔呈梭形，称**子宫颈管**，其下口称**子宫口**（图 11-3）。

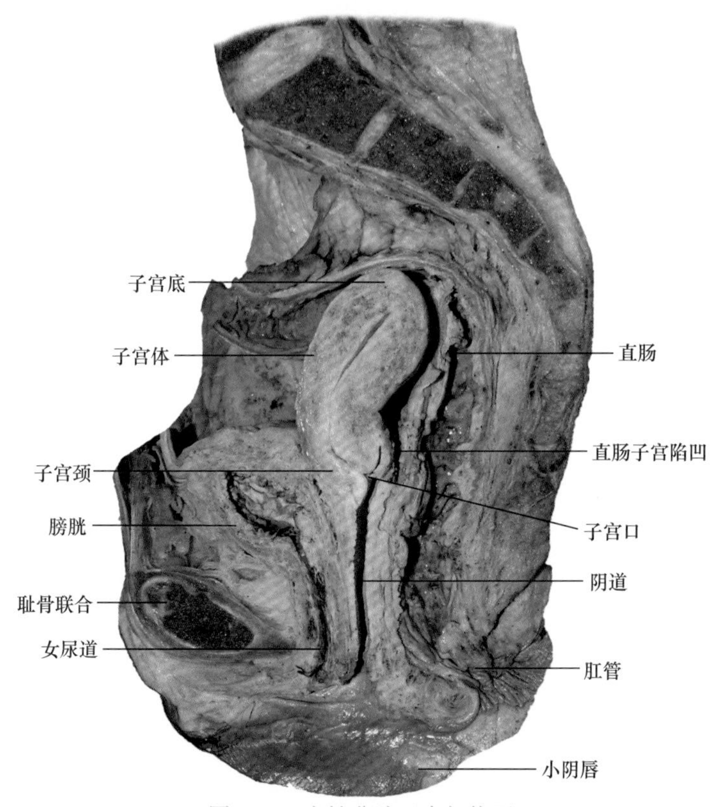

图 11-3　女性盆腔正中矢状面

2）观察子宫的韧带：子宫有 4 对韧带，分别是**子宫阔韧带**、**子宫圆韧带**、**子宫主韧带**和**子宫骶韧带**。对照教材复习上述韧带的构成、起止和作用。

（4）阴道：是前后略扁的富有伸展性的肌性管道，其上部包绕子宫颈阴道部而形成的环状凹陷称**阴道穹**，按位置分为前部、后部和左、右侧部。阴道下端以**阴道口**开口于阴道前庭。

3. 女性外生殖器　又称女阴，包括阴阜、大阴唇、小阴唇、阴道前庭、阴蒂、前庭球和前庭大腺。利用女性外生殖器离体标本配合图谱观察、学习。

（三）乳房

1. 观察乳房的位置　利用乳房模型观察。乳房位于胸大肌和胸筋膜表面、第 3 ～ 6 肋之间；其中央的突起称**乳头**，平第 4 肋间隙或第 5 肋，乳头顶端有**输乳孔**。乳头周围颜色较深的皮肤环形区称**乳晕**，可见许多小圆形突起，其深面有乳晕腺。

2. 观察乳房的构造　利用女性乳房离体标本观察并结合图谱学习。乳房由皮肤、纤维组织、乳腺和脂肪组织构成。乳腺被脂肪组织分隔成 15 ～ 20 个乳腺叶，以乳头为中心呈放射状排列。每个乳腺叶有 1 条排泄管称**输乳管**，在近乳头处呈梭形膨大形成**输乳管窦**，其末端变细，开口于乳头。在乳腺与皮肤和胸筋膜之间，连有许多结缔组织纤维束，称**乳房悬韧带**。

（四）会阴

会阴是指封闭骨盆下口的全部软组织。利用男、女性盆腔模型观察。

1. 观察会阴的境界与分区　会阴的前界为耻骨联合下缘，后界为尾骨尖，两侧界为耻骨下支、坐骨支、坐骨结节和骶结节韧带。沿两侧坐骨结节做一连线，将会阴分为两个三角形区域：前方为**尿生殖三角**，男性有尿道穿过，女性有尿道和阴道穿过；后方为**肛三角**，有肛管穿过。

2. 观察盆膈　由肛提肌和尾骨肌及覆盖于它们上、下面的盆膈上、下筋膜构成，封闭骨盆下口，有直肠穿过。

3. 观察尿生殖膈　由会阴深横肌和尿道括约肌及覆盖于其上、下面的尿生殖膈上、下筋膜构成，封闭尿生殖三角，男性有尿道穿过，女性有尿道和阴道穿过。

四、复习思考题

1. 简述男性生殖系统的组成。
2. 简述女性生殖系统的组成。
3. 简述固定子宫的韧带的名称、构成及作用。
4. 简述输精管及输卵管的分部。输精管与输卵管结扎术分别在何处进行？

（周正丽）

实验十二　腹　　膜

一、实验目的

1. 掌握　腹膜与腹膜腔的概念；腹膜与腹盆腔脏器的关系；腹膜形成的结构（大小网膜）；网膜囊的位置及交通；网膜孔的位置及意义；系膜；肝肾隐窝、直肠膀胱陷凹与直肠子宫陷凹的位置及意义。

2. 熟悉　腹膜的功能；韧带；腹膜腔的分区；膈下间隙及结肠下区的腹膜间隙。

3. 了解　男、女性腹膜腔的特点；腹前壁的腹膜襞和隐窝。

二、实验材料

1. 整尸原位标本（打开腹前外侧壁，显示腹膜、腹膜腔及腹部各种结构；腹膜腔的分区及间隙）。

2. 男性盆腔正中矢状面标本（保留盆腔腹膜，显示直肠膀胱陷凹）。

3. 女性盆腔正中矢状面标本（保留盆腔腹膜，显示膀胱子宫陷凹和直肠子宫陷凹）。

4. 肝离体标本（显示肝镰状韧带、冠状韧带及裸区等）。

5. 腹膜模型（显示大小网膜；网膜囊及交通）。

三、实验内容

（一）探查腹膜及腹膜腔

利用整尸原位标本观察。翻开腹前外侧壁，暴露腹腔，可见腹膜为衬覆于腹、盆壁内表面和腹、盆腔脏器表面的一层薄而光滑的半透明浆膜。观察衬于腹壁和盆壁内面的**壁腹膜**及覆盖于腹腔和盆腔脏器表面的**脏腹膜**。脏、壁两层腹膜相互转折、移行而围成的不规则的潜在腔隙称**腹膜腔**。将手指伸入脏腹膜之间或脏腹膜与壁腹膜之间，此即腹膜腔。男性腹膜腔完全封闭，而女性则借输卵管腹腔口、输卵管、子宫和阴道与外界相通。

（二）观察腹膜与腹、盆腔脏器的关系

依据腹、盆腔脏器被覆腹膜程度的不同，将其分为 3 类器官。利用整尸原位标本观察。**腹膜内位器官**是指几乎完全被腹膜包裹的器官，如胃、十二指肠上部、空肠、回肠、盲肠、阑尾、横结肠、乙状结肠、脾、卵巢和输卵管等。**腹膜间位器官**是指大部分被腹膜覆盖的器官，如肝、胆囊、升结肠、降结肠、子宫、充盈膀胱等。**腹膜外位器官**是指仅一面被腹膜覆盖的器官，如十二指肠降部和水平部、直肠中下部、胰、肾、肾上腺、输尿管和空虚的膀胱等。在充分理解 3 类器官定义的基础上，观察上述器官被覆腹膜的情况。

（三）观察腹膜形成的结构

1. 网膜　是与胃相连的腹膜结构，包括小网膜和大网膜，利用整尸原位标本并结合腹膜模型观察。

（1）观察小网膜：首先观察其位置，**小网膜**是连于肝门与胃小弯和十二指肠上部之

间的双层腹膜结构。再观察其分部，左侧部从肝门至胃小弯的部分称**肝胃韧带**；右侧部连于肝门与十二指肠上部之间的部分称**肝十二指肠韧带**，其内有3个重要结构：左前方的肝固有动脉、右前方的胆总管和两者后方的肝门静脉。

（2）观察大网膜：由4层腹膜组成，呈围裙状，遮盖横结肠和空、回肠。胃前、后壁的脏腹膜自胃大弯和十二指肠上部向下延续，构成大网膜的前2层，下垂至下腹部向后上返折，形成大网膜的后2层，向后上包裹横结肠并续于横结肠系膜。其中，连于胃大弯和横结肠之间的大网膜前两层称**胃结肠韧带**。

（3）探查网膜囊：**网膜囊**是位于小网膜和胃后方的扁窄间隙，又称**小腹膜腔**，除网膜囊以外的腹膜腔称**大腹膜腔**。切开胃结肠韧带，将手伸入胃和小网膜后方，此即网膜囊。

（4）探查网膜孔：**网膜孔**位于肝十二指肠韧带游离缘后方，是大、小腹膜腔之间的唯一通道。将示指伸入网膜孔，探查其境界，其上界为肝尾状叶，下界为十二指肠上部，前界为肝十二指肠韧带，后界为覆盖下腔静脉的腹膜。

2. 系膜　是将器官固定于腹、盆壁的双层腹膜结构，利用整尸原位标本观察。

（1）观察肠系膜：肠系膜是将空肠与回肠连于腹后壁的双层腹膜结构，其附着于腹后壁的部分称为**肠系膜根**，长约15cm，自第2腰椎左侧斜向右下至右骶髂关节前方。将大网膜、横结肠及其系膜翻向上，并将空、回肠推向左侧，再观察肠系膜的形态和肠系膜根的附着。

（2）观察阑尾系膜：阑尾系膜为三角形的双层腹膜结构，将阑尾系连于肠系膜下方，其游离缘内有阑尾血管等通过。首先在右髂窝处找到阑尾并将其提起，观察阑尾系膜的形态。

（3）观察横结肠系膜：横结肠系膜是将横结肠连于腹后壁的双层腹膜结构，其根部自结肠右曲向左跨右肾中部、十二指肠降部、胰头等器官前方，直至结肠左曲，将横结肠向上提起观察。

（4）观察乙状结肠系膜：是将乙状结肠固定于左髂窝和骨盆左后壁的双层腹膜结构，将乙状结肠提起观察。

3. 韧带　是连于脏器之间或脏器与腹、盆壁之间的腹膜结构，利用整尸原位标本和肝的离体标本并结合教材内容观察下列韧带。

（1）肝的韧带：包括肝胃韧带、肝十二指肠韧带、镰状韧带、冠状韧带和左三角韧带、右三角韧带。

（2）脾的韧带：包括胃脾韧带、脾肾韧带、脾结肠韧带、膈脾韧带等。

（3）胃的韧带：包括肝胃韧带、胃脾韧带、胃结肠韧带和胃膈韧带等。

（4）膈结肠韧带。

（四）腹膜皱襞、隐窝和陷凹

1. 观察腹后壁的皱襞和隐窝　在胃后方、十二指肠、盲肠和乙状结肠系膜附近有较多的皱襞和隐窝。其中**肝肾隐窝**位于肝右叶与右肾之间，为仰卧时腹膜腔最低处，利用整尸原位标本观察。

2. 观察腹膜陷凹　陷凹是相邻器官的脏腹膜移行、转折而形成的凹陷部位，主要位于盆腔内。利用男性和女性盆腔正中矢状面标本观察。男性为**直肠膀胱陷凹**，位于膀胱与直肠之间。女性有①**膀胱子宫陷凹**：位于膀胱与子宫之间；②**直肠子宫陷凹**：位于直肠与子宫之间，较深，与阴道后穹间仅隔以薄层的阴道后壁。站立或半卧位时，男性的直肠膀胱陷凹和女性的直肠子宫陷凹是腹膜腔最低部位，腹膜腔积液多聚集于此。

3. 观察腹前壁的皱襞和隐窝 结合教材内容和图谱观察。腹前壁内面下分有5条纵行的腹膜皱襞，1条**脐正中襞**；1对**脐内侧襞**和1对**脐外侧襞**。5条皱襞在膀胱上方和腹股沟韧带上方形成3对浅凹，由内侧向外侧依次是**膀胱上窝**、**腹股沟内侧窝**和**腹股沟外侧窝**。

（五）腹膜腔的分区和间隙

以横结肠及其系膜为界将腹膜腔分为结肠上区和结肠下区。利用整尸原位标本探查。

1. 探查结肠上区的腹膜间隙（膈下间隙） 以肝为界分为肝上间隙和肝下间隙。**肝上间隙**位于膈与肝上面之间，借镰状韧带分为左肝上间隙和右肝上间隙。左肝上间隙以冠状韧带分为其前方的**左肝上前间隙**和后方的**左肝上后间隙**，右肝上间隙包括**右肝上前间隙**和**膈下腹膜外间隙**。**肝下间隙**位于肝下面与横结肠及其系膜之间，借肝圆韧带分为**左肝下间隙**和**右肝下间隙**（即肝肾隐窝）。左肝下间隙以小网膜和胃分为前方的**左肝下前间隙**和后方的**左肝下后间隙**（即网膜囊）。

2. 探查结肠下区的腹膜间隙 结肠下区常以肠系膜根和升、降结肠为标志分为4个间隙。**右结肠旁沟**位于升结肠与右侧腹壁之间；**左结肠旁沟**位于降结肠与左侧腹壁之间；**右肠系膜窦**是位于肠系膜根与升结肠和横结肠及系膜之间的三角形间隙；**左肠系膜窦**是位于肠系膜根、横结肠及系膜、降结肠、乙状结肠及系膜之间的斜方形间隙。结合教材内容，观察左、右肠系膜窦和左、右结肠旁沟的交通。

四、复习思考题

1. 小网膜的位置、构成、分部与通过结构有哪些？
2. 腹膜内位、外位和间位器官分别有哪些？哪些脏器的手术可不通过腹膜腔？
3. 具有系膜的器官有哪些？
4. 人体仰卧位和站立位时腹膜腔最低部位分别位于何处？

（高 云）

实验十三　心

一、实验目的

1. 掌握　心的位置毗邻与外形；心的内腔（4 个心腔的分部及各部的主要结构）；左、右冠状动脉的起始、行程与主要分支、分布；冠状窦的位置、开口及主要属支；心包及心包腔；心传导系统。

2. 熟悉　心包横窦、心包斜窦与心包前下窦的位置及意义。

3. 了解　心的构造（心的纤维支架、心壁及房间隔与室间隔）；心前静脉、心最小静脉；心的体表投影。

二、实验材料

1. 心原位标本（打开胸腔，显示心的位置、心包、心包腔与心包窦）。
2. 离体心标本（显示心的外形）。
3. 离体心标本（打开左、右心房及左、右心室前壁显示心的内腔结构；去除心房以显示心的瓣膜）。
4. 离体心标本（显示左、右冠状动脉及主要分支；冠状窦及其主要属支）。
5. 心冠状面标本（显示左、右心室壁及室间隔）。
6. 离体心肌标本（显示左、右心室的肌层）。
7. 牛心（特殊染色显示心的传导系统——左、右束支及浦肯野纤维）。
8. 心模型。
9. 人体骨架模型。

三、实验内容

（一）观察心的位置与毗邻

在心的原位标本上观察。可见心位于胸腔中纵隔内，外面有心包包裹。翻开心包前部，见心约 2/3 位于正中矢状面左侧，1/3 位于正中矢状面右侧。结合图谱及骨架，领会心的毗邻：前方与胸骨体和第 2 ～ 6 肋软骨相邻，大部分被肺和胸膜遮盖；后方平对第 5 ～ 8 胸椎；上方连心的大血管，下方与膈相邻；两侧邻胸膜腔和肺。

（二）观察心的外形

利用心原位标本、离体心标本及心模型观察。心呈倒置的圆锥体，分为一尖、一底、两面、三缘和四沟。**心尖**朝向左前下方，由左心室构成；**心底**朝向右后方，由左、右心房构成，与出入心的大血管相连。心有两面，前面（**胸肋面**）朝前上；**膈面**朝后下，与膈相贴。心有三缘，**左缘**圆钝，**右缘**较锐利，**下缘**近水平。心表面的四沟：**冠状沟**呈冠状位，是心表面心房与心室表面分界标志；胸肋面和膈面有**前室间沟**、**后室间沟**，是心表面左、右心室的分界标志；**后房间沟**是位于上、下腔静脉与右肺上、下静脉之间的纵沟，为心表面左、右心房的分界标志。后房间沟、冠状沟与后室间沟的交汇处称**房室交点**，前、后室间沟在心尖右侧会合处稍凹陷称**心尖切迹**。

（三）观察心包、心包腔与心包窦

在心原位标本上观察。

1. 观察心包 是包裹心与出入心的大血管根部的锥体形的纤维浆膜囊，分为**纤维心包**和**浆膜心包**。首先观察外层致密坚韧的纤维心包，其向上与出入心的大血管外膜相延续，向下附着于膈的中心腱。再翻开心包前层，观察包裹于心肌外面的浆膜心包的脏层（即心外膜），体会贴附于纤维心包内面的浆膜心包的壁层。

2. 观察心包腔 翻开心包前层，将手指伸入浆膜心包脏、壁两层之间的间隙内，此即心包腔。结合图谱领会心包腔是浆膜心包的脏、壁层在出入心的大血管根部转折移行而形成的密闭腔隙。

3. 探查心包窦 将心包前层向下翻开，以右手（或左手）示指和中指伸入升主动脉和肺动脉干后方与左心房、上腔静脉前方的间隙内，此即**心包横窦**。再将心尖提起，将右手（或左手）示指与中指伸入左心房后面、4 条肺静脉与下腔静脉之间的间隙内，此即**心包斜窦**，为开口向下的盲囊。最后，将心放回原位，以右手（或左手）示指伸入心包前壁与下壁的转折处的间隙内，此即**心包前下窦**，为心包腔最低处。

（四）观察心的内腔

心有左、右心房及左、右心室 4 个腔。左、右心房之间由房间隔分隔，左、右心室间由室间隔分隔。同侧的心房与心室之间借房室口相通。

利用打开左、右心房及左、右心室前壁的心标本并结合心模型观察。

1. 右心房 借表面的界沟和腔面的界嵴分为前部的**固有心房**和后部的**腔静脉窦**两部分。首先观察固有心房，此部腔面粗糙，其前上部向左前上方的突出部分称**右心耳**，内面有许多自界嵴发出且大致平行的肌隆起称**梳状肌**。再观察腔静脉窦，该部腔面光滑，有 3 个入口：位于上壁的**上腔静脉口**，位于下壁的**下腔静脉口**及位于下腔静脉口与右房室口之间的**冠状窦口**。右心房的出口为**右房室口**，通右心室。最后观察**卵圆窝**，见其位于右心房的房间隔下部，呈一卵圆形的凹陷，为胚胎时期卵圆孔闭锁的遗迹，仅由两层心内膜构成，可将右心房房间隔对向光源，其透光的部分即卵圆窝。

2. 右心室 借室壁呈弓状的肌性隆起称**室上嵴**，分为流入道和流出道两部分。首先观察流入道，其腔面粗糙。观察以下结构：右心室的入口为右房室口，其口周的纤维环上附有 3 片三角形的瓣膜称**三尖瓣**，分别为前尖、后尖和隔侧尖。三尖瓣游离缘朝向室腔，借许多细小的**腱索**连于室壁的**乳头肌**，分为前、后及隔侧乳头肌 3 组。腔面纵横交织的肌性隆起称为**肉柱**，其中自室间隔下部连至前乳头肌根部的肉柱称**隔缘肉柱**。再观察流出道，该部是自室上嵴向上延伸至肺动脉口的部分，又称**动脉圆锥**，其腔面光滑。观察以下结构：右心室的出口为**肺动脉口**，其口周的纤维环上附着有 3 片袋口向上的半月形瓣膜称**肺动脉瓣**，分为前、左和右半月瓣，瓣膜游离缘中央增厚的部分称**半月瓣小结**，瓣膜与肺动脉干之间的腔隙称**肺动脉窦**。

3. 左心房 是最靠后的心腔，分为左心耳和固有心房两部分。左心耳为向前突出的盲囊，其内面也有**梳状肌**。固有心房腔面光滑，有 4 个入口，即**左肺上静脉口**、**右肺上静脉口**、**左肺下静脉口**和**右肺下静脉口**。左心房的出口为**左房室口**，通左心室。

4. 左心室 借二尖瓣前尖分为流入道和流出道两部分。首先观察左心室壁的特点，其厚度约为右心室壁的 3 倍。再观察流入道，其特点是腔面粗糙，主要结构：左心室的入口为左房室口，其口周的纤维环上附着的瓣膜为**二尖瓣**，前尖较大，呈半卵圆形，后尖较小，呈半月形。瓣膜游离缘有数条腱索连于室壁的**乳头肌**，左心室乳头肌非常强大，分为前、后两组。室壁纵横交织的肌性隆起称**肉柱**。最后观察流出道，该部又称**主动脉前庭**，其特点是腔面光滑。左心室的出口称**主动脉口**，其口周的纤维环上附着有 3 片袋口向上的半月形瓣膜称**主动脉瓣**，分为左、右和后半月瓣，瓣膜游离缘中央增厚的部分称**半月瓣小结**。瓣膜与升主动脉壁之间的腔隙称**主动脉窦**，其中主动脉左、右窦分别有左、右冠状动脉的开口。

将左、右心室出入口的名称及口周纤维环上附着的瓣膜总结于表 13-1。

表 13-1 左、右心室出、入口及口周瓣膜

心室	入口名称	入口纤维环上的瓣膜	出口名称	出口纤维环上的瓣膜
右心室	右房室口	三尖瓣（前、后、隔侧）	肺动脉口	肺动脉瓣（前、左、右）
左心室	左房室口	二尖瓣（前、后）	主动脉口	主动脉瓣（左、右、后）

（五）观察心的构造

利用去除心房的标本，心肌标本，心模型及左、右心室冠状面标本进行观察。

1. 观察心的纤维支架 主要包括左、右纤维三角及 4 个纤维环，在去除心房的标本上观察。**左纤维三角**位于二尖瓣环与主动脉左瓣环之间，右纤维三角位于二尖瓣环、三尖瓣环与主动脉后瓣环之间。4 个纤维环为二尖瓣环、三尖瓣环、主动脉瓣环及肺动脉瓣环，分别位于左房室口、右房室口、主动脉口及肺动脉口周围。

2. 观察心壁 由外向内依次为心外膜（浆膜心包脏层）、心肌层及心内膜。心房肌较薄，心室肌较厚，尤其是左心室肌。在离体心肌标本上观察，心室肌分为外斜、中环、内纵 3 层。

3. 观察心的间隔 包括房间隔与室间隔，在打开左、右心房及左、右心室冠状面标本上观察。首先观察分隔左、右心房的房间隔，由 2 层心内膜夹心房肌及结缔组织构成。再观察室间隔，分为肌部与膜部，其中肌部为主要部分，由心室肌及两层心内膜构成，膜部又分为室间部和房室部，分别分隔左、右心室和右房、左室，请结合图谱及教材学习。

（六）观察心的血管

在离体心标本上观察。

1. 心的动脉 来自左、右冠状动脉。

（1）**左冠状动脉**起自主动脉左窦，经左心耳与肺动脉干之间进入冠状沟，随即分为以下 2 支：①前室间支，沿前室间沟下降，绕心尖切迹至膈面，多与后室间支吻合，该动脉沿途分支分布于左心室前壁、右心室前壁一部分及室间隔前 2/3。②旋支，沿冠状沟向左，绕心左缘至心的膈面，沿途分支至左心室侧壁、左心房；其终支为左室后支，分布于左心室后壁。

（2）**右冠状动脉**起自主动脉右窦，经右心耳与肺动脉干之间入冠状沟，绕心右缘至心后面，至房室交点附近分为：①后室间支，沿后室间沟下行，分布于后室间沟两侧的心壁及室间隔后 1/3；②左室后支，分布于左心室后壁（图 13-1，图 13-2）。

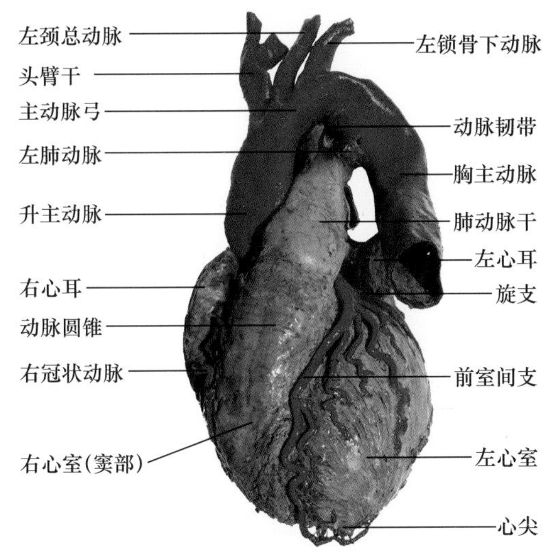

图 13-1　心的动脉（前面观）

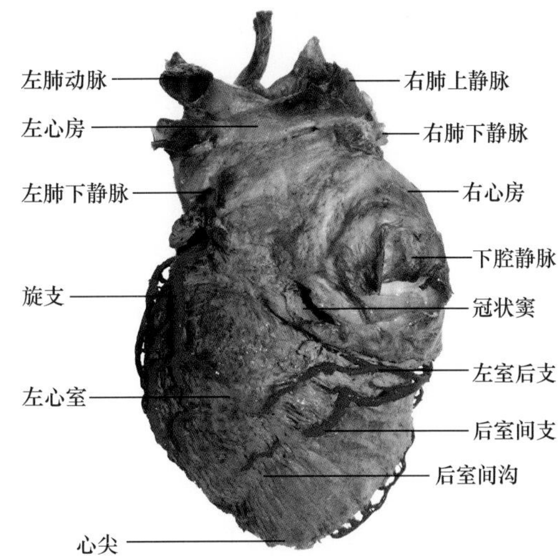

图 13-2　心的动脉（后下面观）

2. 心的静脉　大部分经冠状窦回流。**冠状窦**位于冠状沟后部、左心房与左心室之间，其属支包括心大、中、小静脉，以**冠状窦口**开口于右心房。此外，尚有 2 ～ 3 条**心前静脉**，起自右心室前壁，跨冠状沟开口于右心房。心肌层内还有许多细小的**心最小静脉**，直接开口于各心腔。在标本上难以观察，请结合教材学习。

（七）观察心的传导系统

心的传导系统由窦房结，结间束，房室结，房室束，左、右束支及浦肯野纤维网组成。在人体心标本上，难以观察上述结构。故用经特殊染色的牛心观察左、右束支及浦肯野纤维网。其余部分，请结合教材、图谱学习。

（八）观察心的体表投影

结合教材内容，在人体骨架模型上确定右上、右下、左上和左下 4 个点，连结上述 4 点，此即心的体表投影。

四、复习思考题

1. 简述心的位置、毗邻及外形。
2. 试比较左、右心室结构的异同。
3. 简述左、右冠状动脉的起始、行程及主要分支、分布。
4. 心包窦有哪些？分别位于何处？各有何临床意义？

（余崇林）

实验十四 动 脉

一、实验目的

1. 掌握 动脉韧带的位置、形成及意义；主动脉的起止、行程和分部；主动脉弓凸侧的分支；颈动脉窦和颈动脉小球的位置、形态及功能。颈总动脉、颈内动脉、颈外动脉、锁骨下动脉、腋动脉、肱动脉、尺动脉、桡动脉、胸主动脉、腹主动脉、髂内动脉、髂外动脉、股动脉、腘动脉、胫前动脉、胫后动脉的主要分支与分布。

2. 熟悉 全身各部动脉干的行程；甲状腺、肾上腺、胃、胰、结肠和直肠的动脉来源及分布。

3. 了解 体循环器官外动脉的分部规律；肺动脉干起止、行程和分支；胸主动脉的脏支及分布；腹动脉的壁支及分布。

二、实验材料

1. 成人整尸标本 1 具（显示全身的动脉干及分支）。

2. 心的动脉干离体标本（显示肺动脉干、左右肺动脉、主动脉弓及凸侧 3 大分支、动脉韧带）。

3. 头颈部动脉离体标本（正中矢状面，显示颈总动脉、颈内动脉、锁骨下动脉、颈外动脉及分支），椎动脉瓶装标本。

4. 手的动脉离体标本和瓶装标本（显示掌浅弓和掌深弓及分支）。

5. 胸后壁和腹后壁动脉标本（显示胸主动脉及分支，腹主动脉及分支）。

6. 腹部动脉瓶装标本（显示腹主动脉的分支）。

7. 盆部动脉离体标本和瓶装标本（正中矢状面，显示髂主动脉、髂外动脉、髂内动脉及分支）。

8. 臀部动脉离体标本（显示臀上动脉、臀下动脉、阴部内动脉）。

9. 足的动脉离体标本和瓶装标本（显示足背动脉及分支，足底内、外侧动脉）。

三、实验内容

（一）肺循环的动脉

肺循环的动脉主干是肺动脉干。利用心的动脉干标本观察。**肺动脉干**起自右心室，在升主动脉前方行向左后上方，至主动脉弓下方分为左、右肺动脉。注意观察连于肺动脉干分叉稍左侧与主动脉弓下缘之间的结缔组织条索——**动脉韧带**，其由胚胎时期的动脉导管闭锁形成。

（二）体循环的动脉

1. 主动脉 利用心动脉干离体标本和胸后壁与腹后壁动脉标本观察。**主动脉**起自左心室，按行程分为三部：**升主动脉**、**主动脉弓**和**降主动脉**（又分为**胸主动脉**和**腹主动脉**）。主动脉弓凸侧发出 3 大分支，自右向左依次为**头臂干**、**左颈总动脉**和**左锁骨下动脉**。胸主动脉从第 4 胸椎下缘左侧沿脊柱左前方下降，至第 12 胸椎平面穿膈的主动脉裂孔入腹腔延续为**腹主动脉**，于第

4 腰椎下缘平面分为左、右**髂总动脉**（图 14-1）。

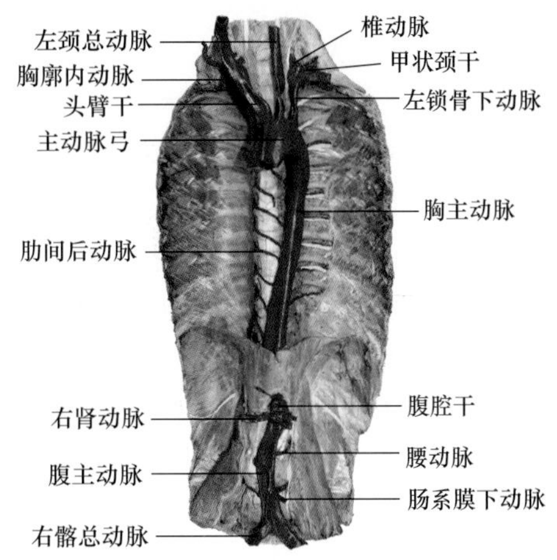

图 14-1　主动脉及分支

2. 头颈部的动脉

（1）颈总动脉：利用头颈部动脉离体标本观察。左颈总动脉起自主动脉弓，右颈总动脉起自头臂干，上行至甲状软骨上缘平面分为**颈内动脉**和**颈外动脉**（图 14-2）。在颈总动脉末端和颈内动脉起始处的膨大部为**颈动脉窦**，为压力感受器；在颈总动脉分叉处后方有**颈动脉小球**，为化学感受器，对照教材理解其功能。

（2）颈外动脉：利用头颈部动脉离体标本观察。

1）行程：先行经颈内动脉内侧，再经其前方上行，穿腮腺实质至下颌颈后方分为颞浅动脉和上颌动脉两终支。

2）主要分支：颈外动脉的主要分支包括**甲状腺上动脉**、**舌动脉**、**面动脉**、**上颌动脉**、**颞浅动脉**。对照教材学习上述动脉的行程与分布。注意观察上颌动脉的重要分支——脑膜中动脉，向上穿棘孔入颅。

（3）颈内动脉：在头颈部动脉离体标本上观察。颈内动脉在颈部无分支，与颈外动脉伴行。经颈动脉管入颅（其分支与分布见神经系统）。

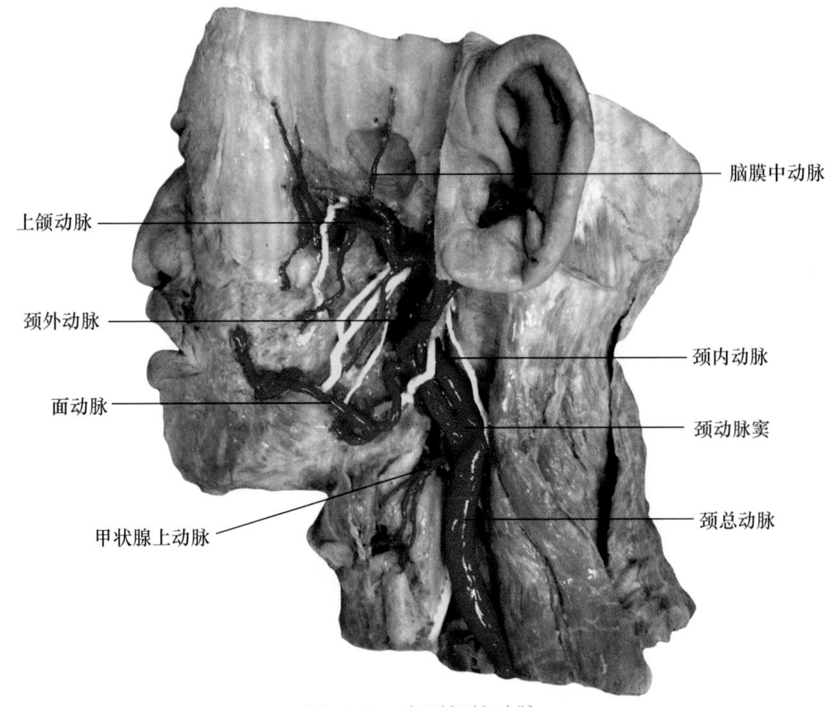

图 14-2　头颈部的动脉

（4）锁骨下动脉

1）起始与行程：利用头颈部动脉离体标本观察。**锁骨下动脉**左侧起自主动脉弓，右侧起自头臂干，经胸锁关节后方弓行向外，穿斜角肌间隙，至第 1 肋外缘续腋动脉。

2）分支：利用头颈部动脉离体标本、椎动脉瓶装标本及整尸动脉标本观察。①**椎动脉：向上穿第6至第1颈椎横突孔，再经枕骨大孔入颅（其分支、分布见神经系统）；②**甲状颈干**：为一短干，其主要分支为**甲状腺下动脉**，经颈总动脉后方弓行向内侧，上行分布于甲状腺。③**胸廓内动脉**：其起点与椎动脉起始处相对，经胸廓上口入胸腔，沿第1～6肋软骨后面下降，至第6肋软骨深面分为**肌膈动脉**和**腹壁上动脉**。

3. 上肢的动脉

（1）观察上肢动脉干的续连：在成人整尸标本上观察。**腋动脉**于第1肋外缘续锁骨下动脉，行经腋窝至大圆肌下缘更名为**肱动脉**，肱动脉经肱二头肌内侧下降至肘窝桡骨颈平面分为**桡动脉**和**尺动脉**。尺、桡动脉分别于前臂前面尺侧和桡侧下降至腕部，在腕附近发出分支进入手掌，吻合形成**掌浅弓**和**掌深弓**。

（2）观察上肢动脉的分支与分布：利用成人整尸标本及手的动脉离体标本和瓶装标本观察，结合教材学习。

1）腋动脉（图14-3）：腋动脉的主要分支有：①**胸肩峰动脉**，在胸小肌上缘附近发出，分布于胸肌、三角肌、肩关节等；②**胸外侧动脉**，沿胸小肌下缘下行，分布于乳房、胸大肌和前锯肌；③**肩胛下动脉**，分为**旋肩胛动脉**和**胸背动脉**，前者分布于肩胛区，后者分布于背阔肌和前锯肌；④**旋肱后动脉**，绕肱骨外科颈分布于肩关节和附近肌。

2）肱动脉：在起始部发**肱深动脉**，沿桡神经沟下行，营养肱三头肌和肱骨。

3）桡动脉（图14-4）：其分支主要有：①**掌浅支**，在腕关节处发出，穿鱼际肌或沿其表面至手掌，与尺动脉末端吻合成掌浅弓；②拇主要动脉，在桡动脉入手掌处发出，分3支分布于拇指两侧和示指桡侧。

4）尺动脉（图14-4）：其主要分支有：①**骨间总动脉**，于尺动脉上端发出，随即分为骨间前、后动脉，分别沿骨间膜前、后面下行，分布于前臂肌和尺、桡骨；②**掌深支**，在豌豆骨桡侧发出，穿小鱼际入掌深部，与桡动脉末端吻合成掌深弓。

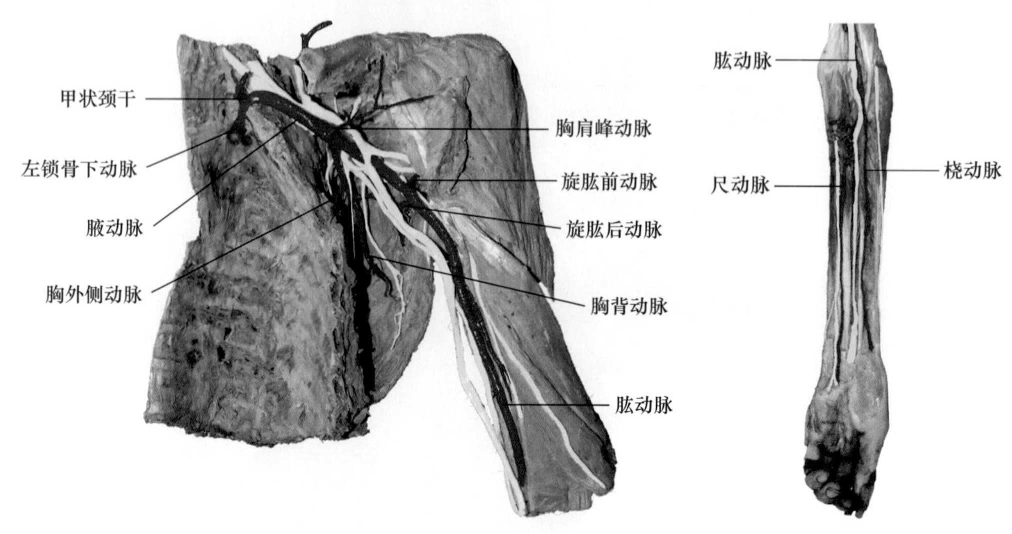

图14-3　腋动脉及分支

图14-4　尺动脉与桡动脉

5）掌浅弓：由桡动脉的掌浅支和尺动脉末端在掌腱膜深面吻合而成，自弓的凸侧发出3条指掌侧总动脉和1条小指尺侧动脉（图14-5）。

6）掌深弓：由桡动脉末端和尺动脉的掌深支在屈指肌腱深面吻合而成，自弓的凸侧发出3条掌心动脉，加入相应的指掌侧总动脉（图14-6）。

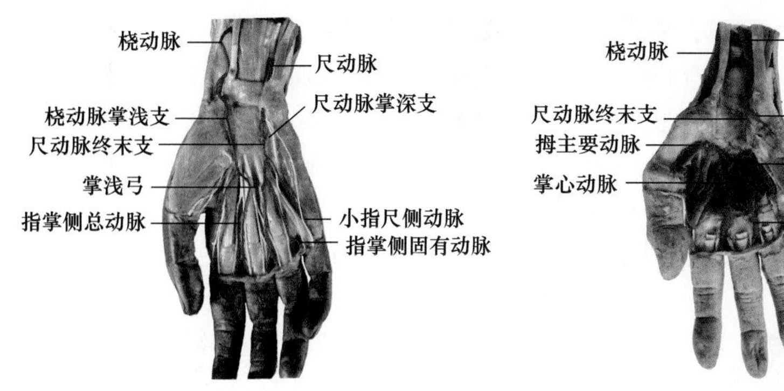

图 14-5 掌浅弓　　图 14-6 掌深弓

4. 胸部的动脉 主干是**胸主动脉**，在胸、腹后壁动脉标本上观察。

（1）起始、行程：胸主动脉在第 4 胸椎下缘左侧续主动脉弓，初沿脊柱左侧下行，逐渐转至其前方，至第 12 胸椎高度穿主动脉裂孔，移行为腹主动脉。

（2）分支：胸主动脉有两种分支，①**壁支**：主要包括 9 对**肋间后动脉**和 1 对**肋下动脉**。②**脏支**：均较细小，包括支气管动脉、食管支、心包支。结合教材复习其分布。

5. 腹部的动脉 主干为**腹主动脉**，利用整尸标本结合腹部动脉瓶装标本观察。

（1）观察腹主动脉（图 14-7）

1）起始、行程：腹主动脉在第 12 胸椎前方续胸主动脉，沿脊柱前方下降至第 4 腰椎下缘分为左、右髂总动脉。

2）分支：包括壁支和脏支。①壁支：包括**腰动脉** 4 对；**膈下动脉** 1 对；**骶正中动脉** 1 条。②脏支：分为成对和不成对两种。成对脏支包括**肾上腺中动脉**、**肾动脉**和**睾丸动脉**（男性）或**卵巢动脉**（女性）；不成对脏支包括**腹腔干**、**肠系膜上动脉**和**肠系膜下动脉**。结合教材内容复习壁支和成对脏支的分布，不成对脏支容后观察。

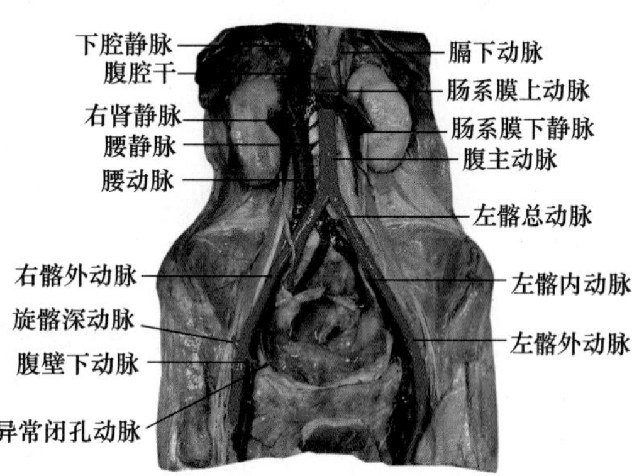

图 14-7 腹盆部的血管

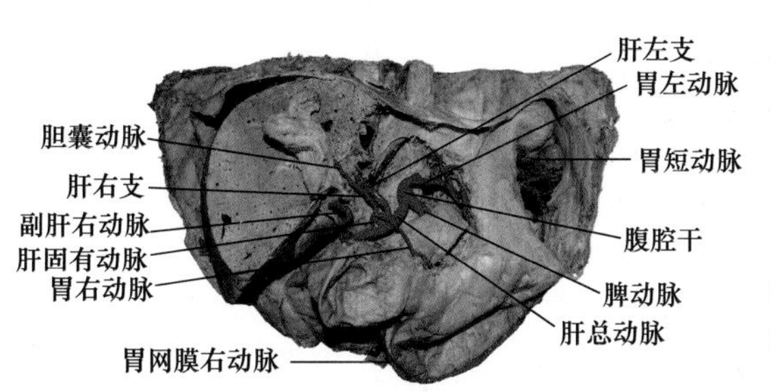

图 14-8 腹腔干及分支

（2）观察腹腔干：**腹腔干**为一粗短的动脉干，在主动脉裂孔稍下方由腹主动脉前壁发出，随即分为如下分支（图 14-8）。

1）**胃左动脉**：斜向左上方至胃的贲门，转向右下沿胃小弯右行，与胃右动脉吻合，沿途分支于食管腹段、贲门和胃小弯侧的胃壁。

2）**肝总动脉**：发出后沿胰头上缘右行，至十二指肠上部的上缘进入肝十二指肠韧带，分为**肝固有动脉**和**胃十二指肠动脉**，肝固有动脉起始部发出**胃右动脉**沿胃小弯左行，并与胃左动脉吻合，分布于胃小弯侧的胃壁。肝固有动脉至肝门处分为**左支**和**右支**入肝，右支发**胆囊动脉**分布于胆囊。胃十二指肠动脉经十二指肠上部后方下降，至幽门下缘分为**胃网膜右动脉**和胰十二指肠上动脉，前者沿胃大弯左行，与胃网膜左动脉吻合，分布于胃大弯侧的胃壁和大网膜；后者分布于胰头和十二指肠。

3）**脾动脉**：沿胰上缘左行至脾门附近，分数条脾支**入脾**。在入脾之前发出如下分支：①**胰支**，数条，分布于胰体和胰尾；②**胃短动脉**，3～5条，分布于胃底；③**胃网膜左动脉**，沿胃大弯右行并与胃网膜右动脉吻合，分布于胃大弯侧的胃壁和大网膜。

（3）观察肠系膜上动脉

1）起始、行程：于腹腔干起点稍下方、第1腰椎高度起自腹主动脉前壁，经胰头和胰体交界处后方下行，再经十二指肠水平部前面进入肠系膜根，斜向右下达右髂窝。

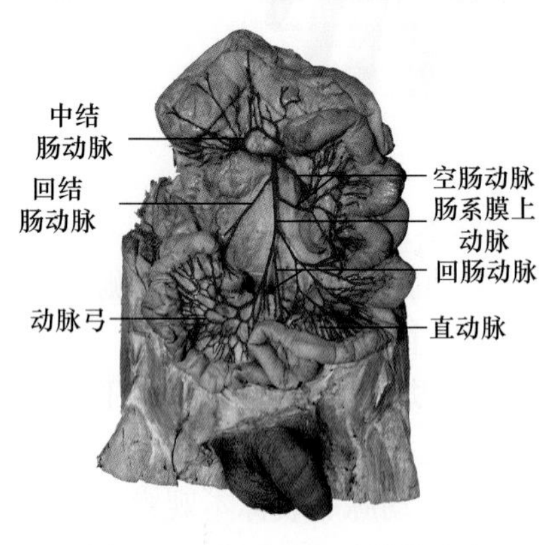

图 14-9　肠系膜上动脉及分支

2）主要分支（图 14-9）：①**空肠动脉与回肠动脉**，有13～18支，起自肠系膜上动脉左侧壁，行于肠系膜内，分布于空肠和回肠。注意观察空肠动脉弓与回肠动脉弓的特点。②**中结肠动脉**，行于横结肠系膜内，分为左、右支分布于横结肠。③**右结肠动脉**，发出右行，分升、降支分布于升结肠。④**回结肠动脉**，行向右下至回盲部，分支分布于升结肠、盲肠、回肠末段，并发**阑尾动脉**经阑尾系膜游离缘至阑尾尖，分支营养阑尾。

（4）观察肠系膜下动脉

1）起始、行程：于第3腰椎平面起自腹主动脉前壁，行向左下至左髂窝。

2）分支（图 14-10）：①**左结肠动脉**，沿腹后壁左行，分升、降支营养降结肠及结肠左曲；②**乙状结肠动脉**，多为2～3条，向左下进入乙状结肠系膜，吻合成动脉弓，分布于乙状结肠；③**直肠上动脉**，为肠系膜下动脉的直接延续，沿直肠后面下行入盆腔，至第3骶椎处分为两支，沿直肠两侧下降，分布于直肠上部。

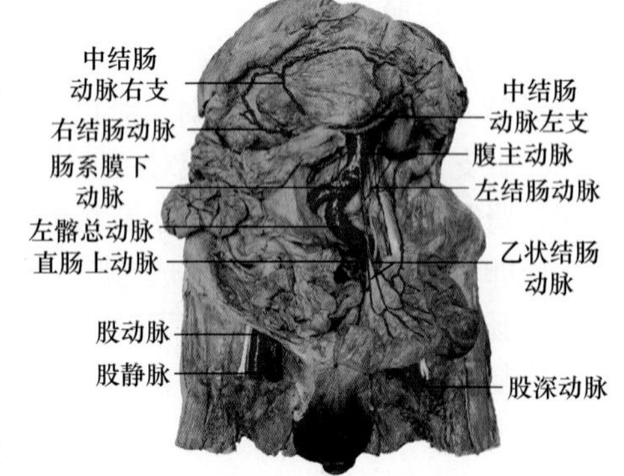

图 14-10　肠系膜下动脉及分支

6. 盆部的动脉　盆部动脉包括髂总、髂内和髂外动脉，利用整尸标本、盆部动脉离体标本、瓶装标本及臀部动脉离体标本观察。

（1）髂总动脉：在第4腰椎平面起自腹主动脉，行向外下至骶髂关节前方分为**髂外动脉**和**髂内动脉**。

（2）髂外动脉

1）行程：沿腰大肌内侧缘下降，经腹股沟中点深面至股前区移行为股动脉。

2）分支：①**腹壁下动脉**，在腹股沟韧带稍上方发出，经腹股沟管深环内侧上行入腹直肌鞘，在脐平面与腹壁上动脉吻合，分布于腹直肌；②旋髂深动脉：沿腹股沟韧带外侧半深面斜向外上，分支营养髂嵴及邻近肌。

（3）髂内动脉：为一短干，沿盆侧壁下行，其分支分为壁支和脏支两种（图 14-11）。

1）壁支：主要有①**臀上动脉**：经梨状肌上孔出骨盆，分布于臀大肌、臀中肌、臀小肌、髋关节等。②**臀下动脉**：经梨状肌下孔出骨盆，营养臀大肌和髋关节。③**闭孔动脉**：穿闭膜管出骨盆，分布于大腿内收肌群和髋关节。此外，还有髂腰动脉（分布于髂腰肌）

和骶外侧动脉（分布于盆腔后壁及骶管内结构）。

2）脏支：①**脐动脉**，为胎儿时期的动脉干，出生后其远侧段闭锁形成脐内侧韧带，近侧段保持通畅，发出2～3支**膀胱上动脉**分布于膀胱尖和膀胱体。②**膀胱下动脉**，沿骨盆侧壁下行，分布于膀胱底、精囊腺和前列腺。女性分布于膀胱和阴道。③**直肠下动脉**，沿盆侧壁下行，分布于直肠。④**子宫动脉**，沿盆侧壁行向内下，进入子宫阔韧带两层之间，在子宫颈外侧约2cm处，跨输尿管前上方，再沿子宫两侧迂曲上行，分布于子宫、输卵管、阴道和卵巢。⑤**阴部内动脉**，经梨状肌下孔出骨盆，再经坐骨小孔至坐骨肛门窝，分支分布于会阴部和外生殖器。

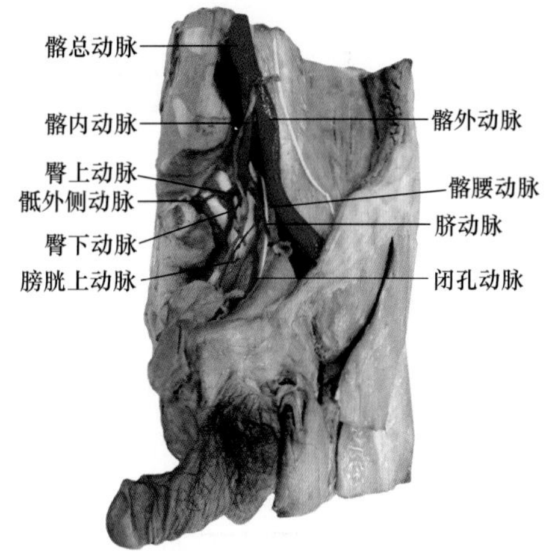

图 14-11　髂内动脉及分支

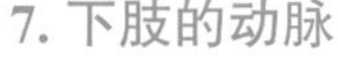
7. 下肢的动脉

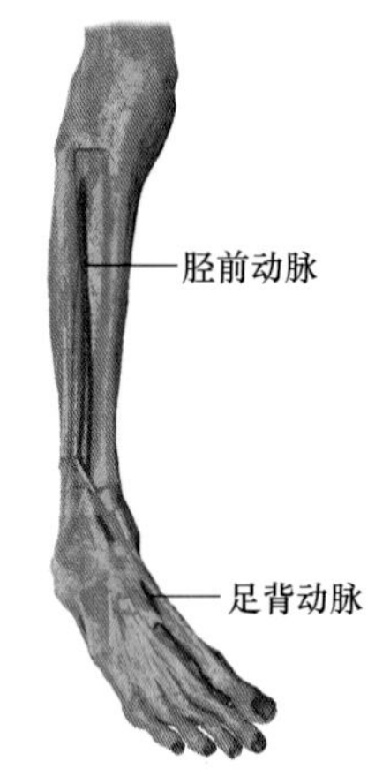

图 14-12　胫前动脉与足背动脉

（1）观察下肢动脉干的续连：在整尸标本和足动脉离体和瓶装标本上观察。**股动脉**于腹股沟韧带深面续髂外动脉，经股三角、收肌管，穿收肌腱裂孔进入腘窝，更名为**腘动脉**。腘动脉在腘肌下缘处分为**胫前动脉**和**胫后动脉**。胫前动脉穿小腿骨间膜至小腿前面，沿骨间膜前面下降至踝关节前方进入足背，更名为**足背动脉**（图14-12）。胫后动脉为腘动脉的延续，在小腿后面浅、深两层肌之间下降，经内踝后方转入足底，分为**足底内侧动脉**和**足底外侧动脉**。

（2）观察下肢动脉干的分支：在腹股沟韧带下方2～5cm处，股动脉发**股深动脉**，该动脉在股动脉深面行向内下，股深动脉发**旋股内侧动脉**、**旋股外侧动脉**和3～4条**穿动脉**。腘动脉在腘窝处发数条关节支和肌支，多个分支至膝关节和附近的肌。胫前动脉的近侧段和远侧段均发关节支参与形成膝关节和踝关节动脉网，并发肌支营养小腿前群肌。胫后动脉近端发**腓动脉**，沿腓骨内侧下降，分布于胫、腓骨和附近肌（图14-13）。**足底内侧动脉**与**足底外侧动脉**为胫后动脉的两个终支，分布于足底。足背动脉的分支包括**足底深动脉**、**第1跖背动脉**及**弓状动脉**等，请结合教材内容学习。

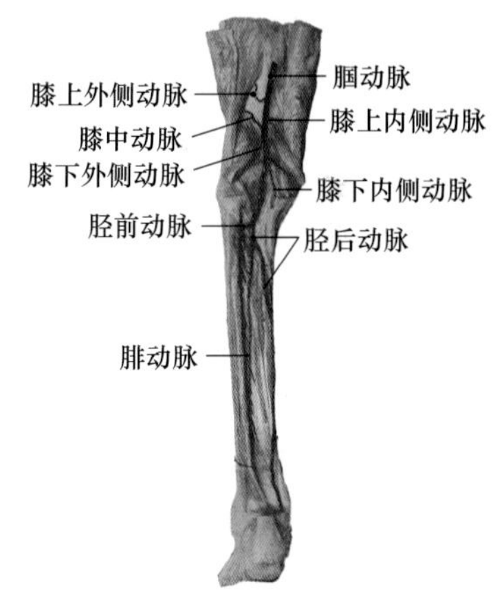

图 14-13　腘动脉、胫后动脉及分支

四、复习思考题

1. 简述主动脉的起始、行程和分部。
2. 人体有哪些动脉可在体表摸到搏动？其位置分别位于何处？
3. 简述腹腔干、肠系膜上动脉、肠系膜下动脉的分支和分布范围。
4. 分布于胃的动脉有哪些？分别来自何动脉？如何分布？

（范光碧）

实验十五 静　　脉

一、实验目的

1. 掌握 上、下腔静脉的组成及其重要属支；静脉角；头颈部浅静脉（面静脉、下颌后静脉、颈外静脉）；面部“危险三角”；面静脉的行程与特点及与颅内海绵窦的交通；奇静脉及其属支；四肢浅静脉（头静脉、贵要静脉、肘正中静脉、大隐静脉、小隐静脉）的起始、行程和注入部位；门静脉的组成、特点、行程、主要属支、收集范围；肝门静脉系与上、下腔静脉系之间的吻合部位及静脉丛（网）。

2. 熟悉 静脉瓣的分布规律；肺循环的静脉；椎静脉丛的位置和交通。

3. 了解 静脉的形态与结构特点；硬脑膜窦、板障静脉的结构特点。

二、实验材料

1. 成人整尸标本 1 具（显示全身的主要的浅静脉与深静脉）。
2. 心离体标本（显示与心相连的上下腔静脉、4 条肺静脉）。
3. 胸部静脉瓶装标本（显示左右头臂静脉、上腔静脉、奇静脉、半奇静脉、副半奇静脉、肋间后静脉、左右腰升静脉）。
4. 头颈部静脉离体标本与瓶装标本（显示头颈部的浅、深静脉）。
5. 上肢浅静脉瓶装标本（显示手背静脉网、头静脉、贵要静脉、肘正中静脉）。
6. 下肢浅静脉瓶装标本（显示大隐静脉及其属支，小隐静脉）。
7. 肝门静脉瓶装标本（显示肝门静脉及其主要属支）。
8. 腹部静脉瓶装标本（显示下腔静脉及其主要属支）。
9. 盆部静脉瓶装标本（显示髂内、外静脉，直肠静脉丛、膀胱静脉丛等）。

三、实验内容

人体的静脉分为肺循环的静脉和体循环的静脉。

（一）肺循环的静脉

取心离体标本观察。肺静脉共 4 条，左、右各 2 条，分别称**左肺上**、**下静脉**和**右肺上**、**下静脉**，起自肺门，横行向内，穿纤维心包，注入左心房。

（二）体循环的静脉

体循环的静脉包括**上腔静脉系**、**下腔静脉系**（含肝门静脉系）和**心静脉系**。

1. 上腔静脉系 由上腔静脉及其属支组成。

（1）头颈部的静脉：利用头颈部静脉离体标本与瓶装标本观察。

1）观察面静脉：**面静脉**起自**内眦静脉**，在面动脉后方行向下外，至舌骨大角附近注入颈内静脉。面静脉收集面前部组织的静脉血。

2）观察下颌后静脉：**下颌后静脉**由**颞浅静脉**与**上颌静脉**在腮腺实质内会合而成，下行至腮腺下端分为前、后两支，前支注入面静脉，后支与耳后静脉和枕静脉会合成颈外静脉。

3）观察颈外静脉：**颈外静脉**为颈部最大的浅静脉，由下颌后静脉后支、耳后静脉和枕静脉会合而成。沿胸锁乳突肌表面下行，至该肌后缘穿颈深筋膜注入锁骨下静脉或静脉角。

4）观察颈内静脉：**颈内静脉**在颈静脉孔处续乙状窦，沿颈内动脉和颈总动脉外侧下行，至胸锁关节后方与锁骨下静脉会合成头臂静脉。

5）观察锁骨下静脉：**锁骨下静脉**于第1肋外侧缘续**腋静脉**，弓形向内侧至胸锁关节后方，与颈内静脉会合成头臂静脉。

（2）上肢的静脉：利用整尸标本和上肢浅静脉瓶装标本观察。

1）上肢的浅静脉：包括①**头静脉**：起自**手背静脉网**桡侧，逐渐转至前臂前面桡侧上行，经肘窝外侧，沿肱二头肌外侧沟上行，经三角肌、胸大肌间沟，穿深筋膜注入腋静脉或锁骨下静脉。②**贵要静脉**：起自手背静脉网尺侧，逐渐转至前臂前面沿尺侧上升，经肘窝内侧，沿肱二头肌内侧沟上行，至臂中点稍下方穿深筋膜注入肱静脉或伴肱静脉上行注入腋静脉。③**肘正中静脉**：位于肘窝皮下，连于头静脉与贵要静脉之间。可握拳并压迫臂部，在活体观察该静脉。

2）上肢的深静脉：多为两条，与同名动脉伴行。

（3）胸部的静脉：利用胸部静脉瓶装标本观察。

1）观察头臂静脉：**头臂静脉**由**颈内静脉**和**锁骨下静脉**在胸锁关节后方合成，会合处所形成的夹角称为**静脉角**。

2）观察上腔静脉：**上腔静脉**由**左、右头臂静脉**在右侧第1胸肋软骨结合处后方会合而成，在升主动脉右侧下行，至第3胸肋关节下缘处注入右心房。在注入心房之前，接纳**奇静脉**。

3）观察奇静脉：奇静脉在右膈脚处起于**右腰升静脉**，向上进入胸腔，沿胸椎体右前方上行至第4胸椎高度，向前勾绕右肺根上方，注入上腔静脉。

4）观察半奇静脉：**半奇静脉**在左膈脚处起于**左腰升静脉**，沿脊柱左侧上行，至第8胸椎高度，向右横过脊柱前方，注入奇静脉。

5）观察副半奇静脉：**副半奇静脉**沿脊柱左侧下行，注入半奇静脉，或向右跨过脊柱前方注入奇静脉。

2. 下腔静脉系　由下腔静脉及其属支组成。

（1）下肢的静脉

1）观察下肢浅静脉：利用整尸标本和下肢浅静脉瓶装标本观察。下肢的浅静脉包括大隐静脉和小隐静脉。①**大隐静脉**：为全身最长的静脉。起自**足背静脉弓**内侧端，经内踝前方至小腿内侧上升，再经膝关节后内侧，沿大腿内侧上行，在耻骨结节外下方3～4cm处，穿**隐静脉裂孔**注入股静脉。在注入股静脉之前收纳5条属支：**股内侧浅静脉**、**股外侧浅静脉**、**腹壁浅静脉**、**旋髂浅静脉**及**阴部外静脉**。②**小隐静脉**：在足外侧缘起自足背静脉弓，经外踝后方，沿小腿后方上行至腘窝下角，穿深筋膜注入腘静脉。

2）观察下肢的深静脉：与同名动脉伴行，小腿及以下有2条深静脉。

（2）盆部的静脉：利用盆部静脉瓶装标本观察。①髂外静脉：在腹股沟韧带深面续股静脉，至骶髂关节前方与髂内静脉合成髂总静脉；②髂内静脉：伴髂内动脉，其属支与同名动脉伴行，均起自盆腔脏器的静脉丛。

（3）腹部的静脉

1）观察下腔静脉：利用腹部静脉瓶装标本观察。①起始、行程：下腔静脉于第5腰椎体右前方由左、右髂总静脉合成，沿腹主动脉右侧、脊柱的右前方上行，经肝的腔静脉沟，穿膈的腔静脉孔进入胸腔，穿心包注入右心房。②属支：下腔静脉的属支包括壁支和脏支两种。壁支有1对**膈下静脉**和4对**腰静脉**。脏支包括左、右**肾静脉**，右**睾丸静脉**（或右**卵巢静脉**），右**肾上腺静脉**，**肝静脉**（肝左、中、右静脉）。注意：左睾丸（卵巢）静脉、左肾上腺静脉汇入左肾静脉。

2）观察肝门静脉系（图15-1）：肝门静脉系由肝门静脉及其属支组成。利用肝门静脉瓶装标本观察。①肝门静脉的起始、行程及注入：**肝门静脉**由脾静脉和肠系膜上静脉在胰颈后方合成，向右上进入肝十二指肠韧带，至肝门处分为左、右两支入肝，在肝内反复分支，最后注入肝血窦。②肝门静脉的属支：包括**肠系膜上静脉**、**肠系膜下静脉**、**胃左静脉**、**胃右静脉**、**胆囊静脉**、**附脐静脉**和**脾静脉**。

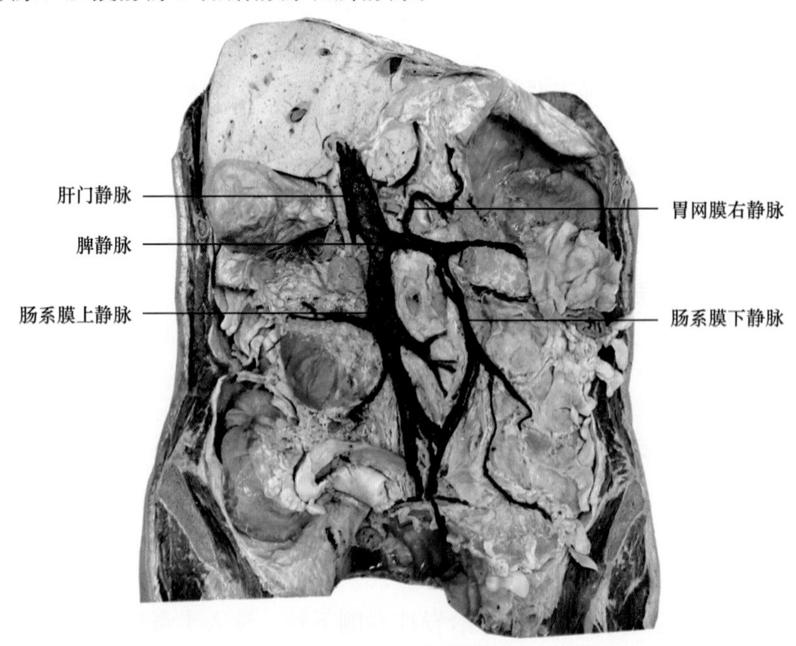

图15-1 肝门静脉

四、复习思考题

1. 简述上、下腔静脉的起始、行程及汇入。
2. 简述大、小隐静脉的起始、走行、注入和属支。
3. 简述肝门静脉系与上、下腔静脉系之间的吻合部位及静脉网（丛）。
4. 阑尾炎或胆囊炎时，经右侧手背静脉网输注抗生素，药物依次通过哪些血管到达病变部位？

（熊怀林）

实验十六　淋巴系统

一、实验目的

1. 掌握　淋巴系统的组成；胸导管的起始、行程、汇入部位与收纳范围；右淋巴导管的合成、汇入部位和收纳范围；颈外侧浅、深淋巴结的位置；腋淋巴结、腹股沟浅淋巴结的分群及各群的位置；脾的位置和形态。

2. 熟悉　毛细淋巴管、淋巴管的形态结构；淋巴组织；淋巴结的形态及分布特点；局部淋巴结的概念及临床意义；各淋巴干的合成；胸壁及胸腔器官的淋巴结、腘淋巴结的位置与引流范围；腹腔淋巴结、肠系膜上下淋巴结的位置。

3. 了解　影响淋巴回流的因素；头部淋巴结的分群及排列；颈前淋巴结的分群及位置；肘淋巴结、锁骨下淋巴结的位置；腹部和盆部淋巴结；胸腺的位置、形态及功能；食管、肺、胃、肝、直肠、子宫、乳房的淋巴引流。

二、实验材料

1. 成年整尸标本 1 具（显示脾的位置、形态）。

2. 胸导管和右淋巴导管瓶装标本（显示乳糜池、左右腰干、肠干、胸导管的行程、左颈干、左锁骨下干、左支气管纵隔干、左静脉角；右颈干、右锁骨下干、右支气管纵隔干、右淋巴导管及右静脉角）。

3. 颈部淋巴结瓶装标本（一侧显示颈外侧浅淋巴结；一侧显示颈外侧深淋巴结）。

4. 腋淋巴结瓶装标本（显示 5 群腋淋巴结的位置）。

5. 腹部淋巴结瓶装标本（显示腰淋巴结、腹腔淋巴结和肠系膜上、下淋巴结）。

6. 腹股沟浅淋巴结和深淋巴结瓶装标本（显示其分群及排列）。

7. 儿童尸体标本 1 具（打开胸腔，原位显示胸腺的位置与形态）。

8. 脾离体标本（显示脾的形态）。

9. 人体骨架模型。

10. 淋巴系统实验教学视频。

三、实验内容

（一）观看淋巴系统实验教学视频

视频的内容主要包括：淋巴系统的组成（淋巴管道、淋巴组织和淋巴器官）及各部分的形态、结构特点；胸导管的起始、行程、汇入和收纳的淋巴干；右淋巴导管的合成、汇入及收纳的淋巴干；人体各部的淋巴结及引流范围；脾和胸腺的位置、形态。

（二）观察淋巴导管

淋巴导管包括胸导管和右淋巴导管。利用胸导管和右淋巴导管瓶装标本观察。

1. 观察胸导管　于第 12 胸椎平面起自**乳糜池**，乳糜池位于第 1 腰椎前方，是由**左、**

右腰干和单一的**肠干**会合形成的囊状膨大，穿膈的主动脉裂孔进入胸腔，在胸主动脉和奇静脉之间沿脊柱前面上行，至第4～5胸椎高度转向左上方，沿脊柱左侧上行，经胸廓上口达颈根部，弓形弯向前内下方，注入**左静脉角**。在注入左静脉角之前，还接纳**左颈干**、**左锁骨下干**和**左支气管纵隔干**（图16-1）。

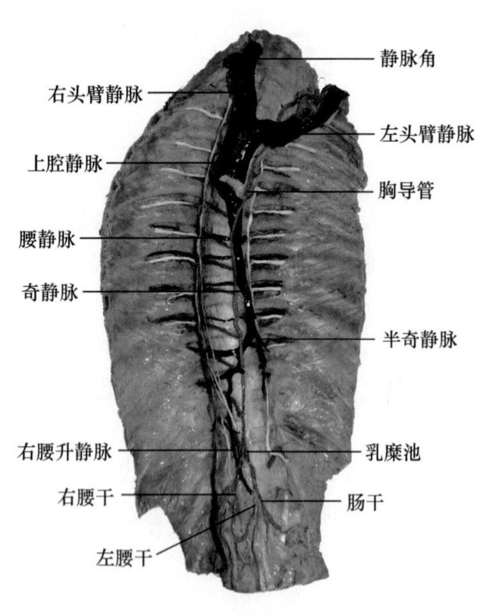

图16-1 胸导管

2. 观察右淋巴导管 位于右侧颈根部，为一短干，长为1.0～1.5cm，由**右颈干**、**右锁骨下干**和**右支气管纵隔干**会合而成，注入**右静脉角**。

（三）观察人体重要的局部淋巴结

1. 观察颈部淋巴结 包括颈前淋巴结和颈外侧淋巴结。颈前淋巴结请结合教材内容、图谱学习。颈外侧淋巴结分为颈外侧浅淋巴结和颈外侧深淋巴结。利用颈部淋巴结瓶装标本观察。

（1）**颈外侧浅淋巴结**：沿颈外静脉两侧排列，收纳颈部浅层的淋巴，其输出淋巴管注入颈外侧深淋巴结。

（2）**颈外侧深淋巴结**：沿颈内静脉排列，收纳头颈部的淋巴管，其输出淋巴管会合成颈干。左颈干注入胸导管，右颈干注入右淋巴导管。

2. 观察腋淋巴结 有15～20个，位于腋窝内。利用腋淋巴结瓶装标本观察。

按位置分为5群：①**外侧淋巴结**，沿腋静脉远侧段排列，收纳上肢浅、深淋巴管；②**胸肌淋巴结**，位于胸小肌下缘，沿胸外侧血管排列，收纳胸、腹外侧壁及乳房外侧部、中央部的淋巴管；③**肩胛下淋巴结**，沿肩胛下血管排列，收纳项背部和肩胛区的淋巴管；④**中央淋巴结**，位于腋窝中央的脂肪组织内，接受上述3群淋巴结的输出管；⑤**尖淋巴结**，位于腋窝尖，沿腋静脉的近侧段排列，收纳中央淋巴结输出管和乳房上部的淋巴管，其输出淋巴管合成锁骨下干，左侧注入胸导管，右侧注入右淋巴导管。

3. 观察腹股沟淋巴结 位于腹股沟韧带下方，分为腹股沟浅、深淋巴结两群，利用腹股沟浅淋巴结和深淋巴结瓶装标本观察。**腹股沟浅淋巴**结分为上、下两群，上群与腹股沟韧带平行排列；下群沿大隐静脉末端排列。**腹股沟深淋巴结**位于股静脉根部周围。请结合教材学习其引流范围。

4. 观察腹部淋巴结 包括腹壁的淋巴结和腹腔器官的淋巴结。利用腹部淋巴结瓶装标本重点观察下列4群淋巴结。①**腰淋巴结**：位于下腔静脉和腹主动脉周围，收纳腹后壁和腹腔成对脏器的淋巴管及髂总淋巴结输出淋巴管。其输出淋巴管会合成**左**、**右腰干**，注入乳糜池。②**腹腔淋巴结**：位于腹腔干周围，收纳腹腔干分布区的淋巴。③**肠系膜上淋巴结**：位于肠系膜上动脉根部周围，收纳该动脉分布区的淋巴。④**肠系膜下淋巴结**：位于肠系膜下动脉根部周围，收纳该动脉分布区的淋巴。腹腔淋巴结、肠系膜上淋巴结和肠系膜下淋巴结的输出淋巴管合成**肠干**，注入乳糜池。

（四）观察胸腺

利用儿童尸体标本观察。可见胸腺位于胸骨柄后方、上纵隔前部，贴近心包和出入心的大血管前面。胸腺分为左、右不对称的两叶，两叶间借结缔组织相连。

（五）观察脾

脾是人体最大的淋巴器官。利用成年整尸标本和脾离体标本观察，并结合人体骨架模型体会其位置。

1. 观察脾的位置　脾位于左季肋区、胃底与膈之间、第 9 ～ 11 肋深面，其长轴与第 10 肋一致。

2. 观察脾的形态　脾分为膈、脏两面，上、下两缘和前、后两端。膈面光滑隆凸，与膈相贴。脏面凹陷，中央处有脾门，是脾血管、神经出入处。上缘较锐，朝向前上，有 2 ～ 3 个**脾切迹**，是触诊脾的标志。下缘较钝，朝向后下。前端较宽，朝向前外。后端钝圆，朝向后内。

四、复习思考题

1. 简述胸导管的起始、行程、注入部位和收纳范围。
2. 腋淋巴结分几群？简述各群的名称和位置。
3. 哪些部位的感染可引起腹股沟浅淋巴结肿大？

（先雄斌）

实验十七 视 器

一、实验目的

1. 掌握 角膜的位置、形态及特点；巩膜的位置与特点；巩膜静脉窦的位置及意义；虹膜的位置、形态；眼房的位置、分部及交通；虹膜的两种平滑肌；脉络膜的位置与结构特点、功能；视网膜的分部、分层及主要结构；眼球内容物的组成；眼屈光装置的组成及其共性；房水的产生及循环途径；晶状体的位置、形态及功能；玻璃体的位置、形态及功能；眼球外肌的名称与功能。

2. 熟悉 眼球的位置、形态；视网膜视部的细胞构成；结膜的位置、形态与分部；泪器的组成；泪腺的位置与导管开口部位。

3. 了解 眼睑的形态、结构及层次；眶脂体和眶筋膜；眼的血管与神经。

二、实验材料

1. 眼球放大模型（显示眼球壁、眼球外肌、晶状体与玻璃体）。
2. 经福尔马林固定的牛眼球或猪眼球（用于解剖观察）。
3. 经眶的矢状面标本（显示结膜囊及眼睑的层次）。
4. 眼睑标本（显示睑板）。
5. 泪器与泪道标本（显示泪腺的位置与导管；泪小管、泪囊与鼻泪管）。
6. 眼球外肌离体标本（去除眶外侧壁，显示眼球外肌）。

三、实验内容

视器由眼球和眼副器构成。

（一）眼球

眼球位于眶内，由眼球壁和眼球内容物构成。首先利用眼球放大模型观察，再通过解剖牛眼球观察。

1. 眼球壁 由外向内分 3 层，依次为外膜（纤维膜）、中膜（血管膜）和内膜（视网膜）。**外膜**分为前 1/6 的**角膜**和后 5/6 的**巩膜**两部分。角膜无色透明、曲度大；巩膜厚而坚韧，乳白色，不透明。注意观察角膜与巩膜交界处深面环形的**巩膜静脉窦**。**中膜**（血管膜）由前向后分为虹膜、睫状体和脉络膜 3 部分。**虹膜**为冠状位的圆盘形薄膜，其中央有**瞳孔**。角膜与晶状体之间的腔隙称**眼房**，借虹膜分为眼前房和眼后房。虹膜与角膜交界处的环形间隙称**虹膜角膜角**。睫状体位于中膜中部，为最肥厚的部分，其后部平坦称**睫状环**，前部向前内突出呈放射状排列称**睫状突**，睫状体内的平滑肌称**睫状肌**。脉络膜占中膜后部 2/3，富含血管与色素。内膜又称**视网膜**，分为视网膜虹膜部、睫状体部及脉络膜部，前两部称**视网膜盲部**，脉络膜部称**视网膜视部**。在视网膜视部的后部内面，视神经起始部，可见一白色的圆形隆起称**视盘**，注意观察穿经该盘的视网膜中央血管。视盘颞侧约 3.5mm 稍下方的黄色小区称**黄斑**，其中央凹陷称**中央凹**。

2. 眼球内容物 包括房水、晶状体和玻璃体。**房水**是位于眼房内的无色透明液体。**晶**

状体是位于虹膜和玻璃体之间的双凸透镜状的透明体，借**睫状小带**连于睫状突。**玻璃体**是位于晶状体与视网膜之间的无色透明的胶状物质。

在观察眼球壁和眼球内容物模型的基础上，通过解剖牛眼球进一步观察。

首先观察牛眼球前部的角膜（经福尔马林固定的角膜不再透明）和后部的巩膜。然后，用手术剪沿中纬线将牛眼球小心剪开，分为前、后两半。取眼球的前半部，观察位于晶状体与视网膜之间的无色透明的胶状物，此即玻璃体，用眼科镊小心移除玻璃体，观察前方的晶状体；晶状体周围的黑色环形增厚部分为睫状体，睫状体前份可见许多呈放射状排列的突起即睫状突。用镊子轻轻提起晶状体，可见晶状体与睫状突之间有许多细小的结缔组织条索相连，此即睫状小带。再移除晶状体，观察中膜最前部呈冠状位的圆盘形薄膜，此即虹膜，其中央的孔称瞳孔（注意观察牛眼瞳孔的形态是否为圆形）。最后，取眼球的后半部标本观察。透过无色透明的玻璃体，可见白色的视网膜（活体时为透明的橘红色），为眼球壁的最内层，注意观察视网膜视部后部内面、视神经起始处的白色圆形隆起，此即视盘。用眼科镊小心移除玻璃体和视网膜，可见一层黑褐色的薄膜，此即脉络膜，该层富含血管及色素，再小心移除脉络膜，可见位于眼球壁最外层呈乳白色的巩膜。

同学们课后可互相观察（或照镜观察）角膜、巩膜、虹膜、瞳孔等结构。

（二）眼副器

眼副器包括眼睑、结膜、泪器、眼球外肌、眶脂体和眶筋膜等。

1. 眼睑　位于眼球前方，分上睑和下睑。相互之间可观察以下结构：睑缘、睑裂、内眦、外眦、睫毛、泪湖、泪阜、泪乳头、泪点。再取经眶的矢状面标本观察眼睑的层次，由浅入深依次为皮肤、皮下组织、肌层、睑结膜。最后取眼睑标本观察睑板的形态。

2. 结膜　是一层薄而光滑、透明而富有血管的黏膜，按位置分为睑结膜、球结膜和结膜穹窿 3 部分。相互观察：翻开上睑或下睑观察其内面的**睑结膜**，覆盖于巩膜前部表面的**球结膜**及上述两部之间移行处的**结膜穹窿**。

3. 泪器　由泪腺和泪道组成，泪道包括泪点、泪小管、泪囊和鼻泪管。利用泪器与泪道标本观察。**泪腺**位于眶上壁前外侧的泪腺窝内。**泪点**为泪道的起点，位于泪乳头，**泪小管**分为上、下泪小管，开口于泪囊。**泪囊**位于泪囊窝内，上端为盲端。**鼻泪管**为骨性鼻泪管内的膜性管道，上端连接泪囊，下端开口于下鼻道前部。

4. 眼球外肌　共 7 块，均为骨骼肌，包括 1 块运动上睑的上睑提肌，6 块运动眼球的肌——4 块直肌（上直肌、下直肌、内直肌、外直肌）和 2 块斜肌（上斜肌和下斜肌）。利用眼球外肌离体标本和眼球放大模型，结合教材观察其起止与作用。

四、复习思考题

1. 简述眼球壁的组成。
2. 简述房水的产生及循环途径。
3. 眼内斜视和外斜视，分别是哪块眼外肌瘫痪所致？

（王　晶）

实验十八 前庭蜗器

一、实验目的

1. 掌握 前庭蜗器的组成和分部；外耳道的形态特点；鼓膜的位置和形态；鼓室 6 个壁及其主要结构；咽鼓管的位置及交通；幼儿咽鼓管的特点及临床意义；内耳的组成；骨迷路和膜迷路的分部；内耳位置觉与听觉感受器的名称、位置和功能。

2. 熟悉 听小骨的名称和排列；耳蜗的构造；声波的传导途径。

3. 了解 耳郭的形态与结构；鼓膜张肌和镫骨肌的位置和功能；乳突窦和乳突小房的位置及交通。

二、实验材料

1. 耳放大模型（显示外耳、中耳和内耳及各部的形态结构）。
2. 经外耳道纵切面标本（显示外耳道、鼓膜）。
3. 经乳突切开干燥标本（显示鼓室各壁及其主要结构，乳突窦和乳突小房）。
4. 听小骨瓶装标本（带放大镜，显示 3 块听小骨的形态）。
5. 内耳雕刻标本（分离颞骨，显示骨半规管及耳蜗）。
6. 内耳放大模型（显示骨迷路和膜迷路各部）。
7. 手电筒。
8. 前庭蜗器教学视频。

三、实验内容

前庭蜗器分为外耳、中耳和内耳 3 部分。观看前庭蜗器教学视频并结合标本进行观察。

（一）外耳

外耳包括耳郭、外耳道和鼓膜 3 部分。

1. 耳郭 对照教材和图谱，互相观察耳郭的形态与结构。

2. 外耳道 是自外耳门至鼓膜的弯曲管道，利用耳放大模型和经外耳道纵切面标本观察。其外侧 1/3 为**软骨部**，内侧 2/3 为**骨部**。外耳道外侧 1/3 向内上后方；内侧 2/3 向前内下方。

3. 鼓膜 是位于外耳道与鼓室之间的椭圆形半透明薄膜。利用耳放大模型、经外耳道纵切面标本并结合活体观察。鼓膜凹面向外，中心凹陷处称**鼓膜脐**。鼓膜上 1/4 为**松弛部**，下 3/4 为**紧张部**，其前下方有呈三角形的反光区称**光锥**。在活体上观察鼓膜：一手将耳郭拉向后上方，另一手持手电筒，将光源自外耳门照射外耳道，观察鼓膜，注意观察松弛部、紧张部及光锥。

（二）中耳

中耳包括鼓室、咽鼓管、乳突窦和乳突小房。

1. 鼓室 是位于颞骨岩部内的不规则腔隙，有 6 个壁，内有听小骨、肌等结构。

（1）观察鼓室的 6 个壁：利用经乳突切开干燥标本、耳放大模型、听小骨瓶装标本观察。上壁为**盖壁**，即鼓室盖；下壁为**颈静脉壁**；前壁为**颈动脉壁**，该壁上部有**咽鼓管鼓室**

口，该口下方为鼓膜张肌半管口；后壁为**乳突壁**，该壁上部有**乳突窦入口**，乳突窦入口下方有**锥隆起**；外侧壁称**鼓膜壁**；内侧壁称**迷路壁**，此壁中部的圆形隆起称**岬**，岬后上方有椭圆形小孔称**前庭窗**，岬后下方的圆形小孔称**蜗窗**。前庭窗后上方的弓形隆起称**面神经管凸**。

（2）观察听小骨：利用听小骨瓶装标本观察。听小骨有3块，分别是锤骨、砧骨和镫骨。再结合教材及图谱，观察3块听小骨之间借关节和韧带形成的听小骨链，理解鼓膜的震动如何通过听小骨链传至前庭窗。

2. 咽鼓管 是连于中耳鼓室与鼻咽部之间的管道。利用耳放大模型结合图谱观察。咽鼓管后外侧部为骨部，以**咽鼓管鼓室口**开口于鼓室前壁；前内侧部为软骨部，以**咽鼓管咽口**开口于鼻咽侧壁。

3. 乳突窦和乳突小房 是颞骨乳突内的含气小腔。利用经乳突切开干燥标本观察。乳突窦1个，位于鼓室与乳突小房之间，乳突窦入口开口于鼓室后壁。乳突小房是乳突内许多大小不等、形态各异的含气小腔隙，彼此连通，向前与乳突窦相通。

（三）内耳

内耳位于颞骨岩部内，分为骨迷路和膜迷路两部。

1. 骨迷路 分为3部分，沿颞骨长轴排列，自前内向后外依次是耳蜗、前庭和骨半规管。利用内耳雕刻标本和内耳放大模型观察。

（1）骨半规管：为3个呈“C”字形的骨性管道，两两垂直，分别称**前骨半规管**、**后骨半规管**及**外（水平）骨半规管**，每个骨半规管有2个骨脚：一个是**单骨脚**，另一个是膨大的**壶腹骨脚**，其膨大部称**骨壶腹**。前、后骨半规管的单骨脚合成一个**总骨脚**，故3个骨半规管共有5个口通前庭。

（2）前庭：位于骨迷路中部，向前通耳蜗，向后通3个骨半规管。

（3）耳蜗：形似蜗牛壳，由**蜗螺旋管**绕蜗轴旋转两圈半而成。**蜗顶**朝前外，**蜗底**向后内。在耳蜗剖面上观察，可见中央为**蜗轴**，在蜗轴两侧为蜗螺旋管的5个断面。任选一个断面观察，蜗螺旋管被**骨螺旋板**分为上方的**前庭阶**，下方的**鼓阶**，两阶的外侧被膜性的**蜗管**占据。在蜗顶，前庭阶和鼓阶借蜗孔相通；在蜗底，前庭阶终于前庭窗，鼓阶终于蜗窗。

2. 膜迷路 是套在骨迷路内的膜性管道和囊，分为椭圆囊与球囊、膜半规管、蜗管。利用内耳放大模型观察。

（1）膜半规管：位于骨半规管内并与其形态相似，与各膜半规管相应的膨大部分称**膜壶腹**，其壁上有位置觉感受器称**壶腹嵴**，3个膜半规管通椭圆囊。

（2）椭圆囊与球囊：位于前庭内，后上方为椭圆囊，前下方为球囊。椭圆囊的底部及前壁有**椭圆囊斑**，球囊内的前壁上有**球囊斑**，椭圆囊斑和球囊斑均为位置觉感受器。

（3）蜗管：位于蜗螺旋管内，两端均为盲端：一端在前庭，借连合管连球囊；一端在蜗顶。蜗管横切面呈三角形，上壁为**前庭膜**，外侧壁为蜗螺旋管的骨膜。下壁为**基底膜**（或**螺旋膜**），其上有**螺旋器**（**Corti器**），为听觉感受器。

四、复习思考题

1. 简述鼓室各壁的名称及主要结构。
2. 内耳的位置觉感受器有哪些？功能如何？听觉感受器位于何处？
3. 外界声波依次经过哪些途径传至螺旋器？

（戴 穹）

实验十九　脊髓、脑干、小脑和间脑

一、实验目的

1. 掌握　脊髓的位置与外形；脊髓灰质后角、中间带和前角的主要核团的名称；薄束与楔束、脊髓丘脑束、皮质脊髓束的位置与功能；脑干腹侧面和背侧面的主要结构；第四脑室的位置与交通；脑干内的3类运行性脑神经核及内脏感觉核的名称与功能；非脑神经核（薄束核、楔束核、红核和黑质）的位置与功能；内侧丘系、脊髓丘系、三叉丘系、锥体束的位置与功能；小脑的外形、小脑核；间脑的分部；背侧丘脑特异性中继核；后丘脑；下丘脑的主要核团。

2. 熟悉　脊髓小脑束位置与功能；第四脑室底的结构、第四脑室脉络丛的位置；脑干一般躯体感觉核和特殊躯体感觉核的名称和功能；外侧丘系的位置与功能；上丘脑的位置与组成。

3. 了解　脊髓灰质的板层构筑；脊髓网状结构的位置；红核脊髓束、前庭脊髓束、网状脊髓束、顶盖脊髓束等的位置与功能；脑干内其他非脑神经核的名称和功能；脑干网状结构的位置。

二、实验材料

1. 原位脊髓标本（打开椎管后壁，显示脊髓的位置与外形）。
2. 脊髓节段模型（显示脊髓表面的沟裂，脊神经前、后根的附着）。
3. 脊髓横断面模型（显示脊髓的内部结构）。
4. 脑干离体标本（显示脑干的外形）。
5. 脑干放大模型（显示脑干的外形；背侧丘脑；上丘脑、下丘脑和后丘脑）。
6. 玻璃电动脑干模型（显示脑神经核）。
7. 脑正中矢状面离体标本（显示第三脑室和第四脑室的位置与交通）。
8. 小脑离体标本（显示小脑的外形）。
9. 小脑水平切面标本（显示小脑核）。

三、实验内容

（一）脊髓

1. 脊髓的位置与外形　利用原位脊髓标本和脊髓节段模型观察。脊髓位于椎管内，呈前后略扁的圆柱形。上端于枕骨大孔处连延髓，下端成人平对第1腰椎下缘。脊髓有两个膨大：上一个称**颈膨大**；下一个称**腰骶膨大**。脊髓下端逐渐变细呈圆锥形，称**脊髓圆锥**。脊髓圆锥向下延续为1条细丝称**终丝**，其末端附于尾骨背面。脊髓表面有6条沟裂，前正中裂和后正中沟各1条，前、后外侧沟各1对。其中前、后外侧沟分别有脊神经前根和后根的根丝附着。腰、骶、尾段的脊神经根在出相应椎间孔之前，有一长段在椎管内垂直下降，它们围绕终丝形成**马尾**。对照图谱，观察脊神经的31个节段及其与椎骨的对应关系。

2. 脊髓的内部结构　在脊髓横断面上，可见中央为细小的**中央管**，中央管周围为呈“H”形的**灰质**，分为前角、后角和中间带3部分，在第1胸椎至第3腰椎节段有**侧角**。灰质周围为**白质**，借表面的沟裂分为前索、后索和外侧索3部分。利用脊髓横断面模型并结合图谱观察。

（1）脊髓的灰质：前角内的核团按位置分为**前角内侧核**和**前角外侧核**两群。后角内的核团包括**后角边缘核、胶状质、后角固有核**及**胸核**。中间带有**中间内侧核**和**中间外侧核**（第1胸髓至第3腰髓节段）、**骶副交感核**（第2～4骶髓节段）。对照教材复习上述核团的位置及纤维联系。

（2）脊髓的白质：由上、下行的纤维束构成。其重要的上行纤维束包括：

1）**薄束和楔束**：位于后索内，传导躯干和四肢的本体感觉和精细触觉。

2）**脊髓丘脑束**：分为脊髓丘脑前束和侧束，分别位于前索和外侧索内，传导躯干和四肢的痛、温、触（粗）、压觉。最重要的下行纤维束是**皮质脊髓束**，分为皮质脊髓前束和侧束，于前索和外侧索内下降，其功能是控制躯干肌和四肢肌的随意运动。结合教材观察其他上、下行纤维束的位置。

（二）脑干

脑干是中脑、脑桥和延髓3部分的合称。

1. 脑干的外形　利用脑干离体标本、脑干放大模型观察。

（1）腹面观

1）延髓腹侧面：前正中裂两侧有纵行隆起称**锥体**；延髓下端，锥体内的纤维大部分越过至对侧，形成**锥体交叉**。锥体背外侧的卵圆形隆起称**橄榄**。橄榄与锥体之间的前外侧沟内有**舌下神经**的根丝出脑，橄榄的背侧沟内，自上而下有**舌咽神经**、**迷走神经**和**副神经**的根丝附着。

2）脑桥的腹侧面：宽阔膨隆称**基底部**，其正中的纵行浅沟称**基底沟**。基底部向后外侧逐渐变窄移行为**小脑中脚**。小脑中脚与脑桥基底部交界处有**三叉神经**根附着，在延髓脑桥沟内，自内侧向外侧依次有**展神经**、**面神经**和**前庭蜗神经**的根丝附着。

3）中脑的腹侧面：1对粗大的隆起称**大脑脚**，两脚之间的凹陷称**脚间窝**，窝底为小血管出入的**后穿质**。大脑脚内侧有**动眼神经**根出脑。

（2）背面观

1）延髓背侧面：其下部形似脊髓，由内侧向外侧，可见3对隆起，分别是**薄束结节**、**楔束结节**和**小脑下脚**；上部构成菱形窝下半部。

2）脑桥的背侧面：构成菱形窝上半部。

3）中脑的背侧面：有两对圆形隆起，上1对称**上丘**，下1对称**下丘**，分别借上丘臂、下丘臂与外侧膝状体、内侧膝状体相联系。

（3）观察第四脑室：利用脑正中矢状面标本和脑干放大模型、脑干离体标本观察。

1）位置：第四脑室位于脑桥、延髓与小脑之间，顶朝小脑。结合教材和图谱观察其顶的构成。

2）底（菱形窝）：其上外侧界为小脑上脚，下外侧界为薄束结节、楔束结节和小脑下脚。其正中有纵行的**正中沟**，其外侧有纵行的**界沟**。界沟外侧的三角形区域称**前庭区**，前庭区外侧角处的小隆起称**听结节**，其深面有蜗神经背核；界沟与正中沟之间的区域称**内侧隆起**。髓纹上方的内侧隆起上有圆形隆起称**面神经丘**，深面有面神经膝和展神经核。髓纹下方有两个小三角形区：内上方为**舌下神经三角**，深藏舌下神经核；外下方为**迷走神经三角**，内含迷走神经背核。

3）交通：向上经中脑水管通第三脑室，向下通脊髓中央管，经第四脑室脉络组织上的第四脑室正中孔和第四脑室外侧孔通蛛网膜下隙。

2. 脑干的内部结构 非常复杂，包括灰质、白质及网状结构等。

（1）脑干的灰质：其核团分为脑神经核和非脑神经核（传导中继核）两类。

1）**脑神经核**：共有 7 类，在脑干内排列成 6 个功能柱。利用玻璃电动脑干模型观察脑神经核在脑干内的排列。①**一般躯体运动核**，4 对，分别是动眼神经核、滑车神经核、展神经核和舌下神经核。②**特殊内脏运动核**，4 对，自上而下依次是三叉神经运动核、面神经核、疑核和副神经核。③**一般内脏运动核**，4 对，分别为动眼神经副核、上泌涎核、下泌涎核和迷走神经背核。④**一般内脏感觉和特殊内脏感觉核**，只有 1 个孤束核。⑤**一般躯体感觉核**，3 对，分别是三叉神经中脑核、三叉神经脑桥核和三叉神经脊束核。⑥**特殊躯体感觉核**，2 对，即前庭神经核和蜗神经核。对照教材复习上述脑神经核的纤维联系和功能。

2）**非脑神经核**：利用教材及图谱学习。延髓内重要的非脑神经核为薄束核和楔束核；中脑内的红核和黑质。其他非脑神经核结合教材学习。

（2）脑干的白质：其上行的纤维束主要为 4 个丘系——内侧丘系、脊髓丘系、三叉丘系及外侧丘系。下行的纤维束主要为锥体束。对照教材、利用图谱学习上述纤维束的位置及功能。

（三）小脑

1. 小脑的外形 利用小脑离体标本观察。小脑的两侧膨大称**小脑半球**，中部较狭窄称**小脑蚓**。小脑上面较平坦，下面较膨隆，其前内侧有明显的突出部称**小脑扁桃体**。小脑蚓自前向后依次为小结、蚓垂、蚓锥体和蚓结节，小结借绒球脚连绒球。小脑上面前、中 1/3 交界处有呈“V”形的深沟称**原裂**。结合教材观察小脑的分叶：绒球小结叶、前叶和后叶。

2. 小脑的内部结构 小脑表面为灰质，称小脑皮质，皮质深面的白质称髓质，埋藏于髓质内的灰质团块称**小脑核**。利用小脑水平面标本观察。小脑核共 4 对，由内侧向外侧依次为**顶核**、**球状核**、**栓状核**和**齿状核**。

（四）间脑

间脑位于中脑和端脑之间，大部分被大脑半球覆盖，仅腹侧面露出一小部分。间脑分为背侧丘脑、上丘脑、下丘脑、后丘脑和底丘脑 5 部。

1. 间脑各部的位置、形态 利用脑干离体标本和脑干放大模型观察。

（1）**背侧丘脑**：为两块椭圆形的灰质团块，其前端突出称**丘脑前结节**，后端膨大称**丘脑枕**。其内侧面有一自室间孔走向中脑水管的浅沟称**下丘脑沟**，是背侧丘脑和下丘脑的分界。

（2）**后丘脑**：位于丘脑枕后下方，包括 2 对隆起，分别是**内侧膝状体**和**外侧膝状体**。

（3）**上丘脑**：位于第三脑室顶周围，包括松果体、缰连合、缰三角、丘脑髓纹和后连合。

（4）**底丘脑**：是间脑与中脑之间的移行区，仅切片上可见。

（5）**下丘脑**：位于背侧丘脑下方，从前向后为**视交叉**、**灰结节**和**乳头体**。灰结节向前下移行为**漏斗**，与垂体相连。

2. 背侧丘脑和下丘脑的内部结构　利用图谱并结合教材内容学习。背侧丘脑内部有一呈“Y”形白质板称**内髓板**，将背侧丘脑分为 3 个核群：前核群、内侧核群和外侧核群，外侧核群分为背侧和腹侧两组；背侧核群由前向后分为背外侧核、后外侧核和丘脑枕；腹侧核群由前向后分为腹前核、腹中间核和腹后核，腹后核又分为腹后内侧核和腹后外侧核。下丘脑有众多核团且边界不甚清楚。主要核团：位于视交叉背外侧的**视上核**和第三脑室侧壁上部的**室旁核**、乳头体深面的乳头体核等。

四、复习思考题

1. 某患者脊髓第 6 胸椎平面半横断损伤，请分析会出现哪些临床表现？
2. 简述脑神经运动核的名称和功能。
3. 间脑有哪些特异性中继核？其纤维联系如何？

（孙国刚）

实验二十 端脑、脑和脊髓的被膜与血管

一、实验目的

1. 掌握 端脑主要的沟、裂（大脑纵裂、大脑横裂，中央沟、外侧沟、顶枕沟）；端脑的分叶；大脑半球上外侧面和内侧面的沟和回；大脑皮质的功能定位；基底核；内囊（位置、形态、分部、通过的重要纤维和损伤表现）；侧脑室的位置与交通；脑和脊髓3层被膜的名称及排列；硬膜外隙、蛛网膜下隙；大脑镰；小脑幕；海绵窦；脑和脊髓的动脉来源、主要分支与分布；大脑动脉环。

2. 熟悉 大脑半球底面的沟和回；大脑髓质的联络纤维和联合纤维（胼胝体）；上下矢状窦、横窦、乙状窦等硬脑膜窦的位置与交通；颈内动脉与椎-基底动脉的行程和主要分支。

3. 了解 大脑皮质的细胞构筑；边缘叶与边缘系统；齿状韧带；脑和脊髓的静脉。

二、实验材料

1. 整脑离体标本（去除脑膜，显示大脑纵裂、大脑横裂及大脑半球底面的沟与回）。
2. 大脑半球正中矢状面离体标本（显示上外侧面及内侧面的沟、回、结构）。
3. 岛叶标本（切除外侧沟两侧的部分额叶、顶叶及颞叶，显示岛叶全貌）。
4. 大脑半球水平面离体标本（显示基底核、内囊与背侧丘脑）。
5. 侧脑室标本（去除部分大脑皮质与髓质，显示侧脑室全貌）。
6. 大脑半球剥制标本（显示上、下纵束，弓状纤维，钩束）。
7. 脊髓及被膜原位标本（打开椎管后壁，显示硬脊膜、蛛网膜和软脊膜）。
8. 硬脑膜原位脑离体标本（显示硬脑膜及上矢状窦、横窦等）。
9. 大脑镰与小脑幕原位标本（去除脑，原位显示大脑镰与小脑幕的形态）。
10. 软脑膜原位脑离体标本（去除硬脑膜和蛛网膜，显示软脑膜）。
11. 脑底动脉标本（显示颈内动脉及分支，椎动脉及分支，基底动脉及分支，大脑动脉环）。
12. 大脑半球内侧面和上外侧面的动脉标本（显示大脑前、中、后动脉的分支）。
13. 玻璃脑干模型（显示内囊的位置、基底核的位置）。

三、实验内容

（一）端脑

端脑由左、右大脑半球借胼胝体连结而成。

1. 端脑的外形和分叶 利用整脑离体标本、大脑半球正中矢状面离体标本及岛叶标本观察。

（1）观察大脑半球的2裂、3面和3沟：左、右大脑半球之间的纵行裂隙称**大脑纵裂**；左、右大脑半球与小脑之间的横行裂隙称**大脑横裂**。每一大脑半球有3面：**上外侧**

面、**内侧面**和**下面**（**底面**）。大脑半球表面有 3 条恒定的沟，**外侧沟**起自半球下面，转至上外侧面行向后上方；**中央沟**位于上外侧面，起自半球上缘中点稍后方，斜向前下；顶枕沟位于半球内侧面的后部，斜向后上并转至上外侧面。

（2）观察大脑半球的 5 叶：大脑半球借 3 条恒定的沟分为 5 叶：**额叶**、**顶叶**、**枕叶**、**颞叶**和**岛叶**（图 20-1）。结合教材内容观察 5 叶，同学们可在此基础上，组装整脑模型。

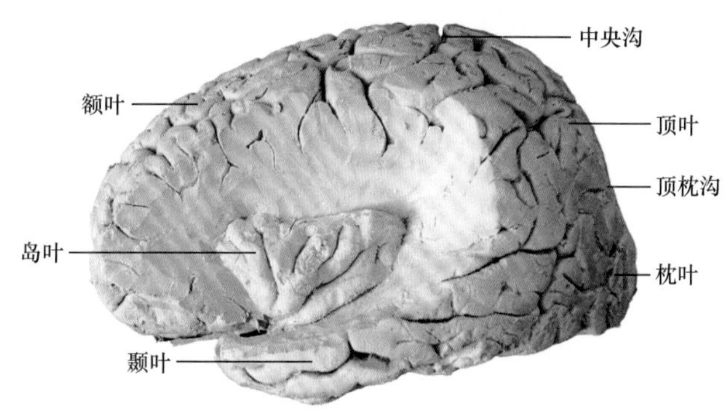

图 20-1　端脑的分叶

（3）观察上外侧面的沟与回：在中央沟前方有一条与之平行的**中央前沟**，两沟间为**中央前回**；在中央前沟前方，有两条与半球上缘大致平行的沟，分别称**额上沟**和**额下沟**；两沟将额叶其余部分分为**额上回**、**额中回**和**额下回**。在中央沟后方，有与其平行的沟称**中央后沟**，两沟之间的回称**中央后回**。中央后沟后方有一条与半球上缘平行的沟称**顶内沟**，此沟上方为**顶上小叶**；下方为**顶下小叶**。环绕外侧沟后端的脑回称**缘上回**，围绕颞上沟末端的脑回称为**角回**。在颞叶，有两条与外侧沟大致平行的**颞上沟**和**颞下沟**，两沟将颞叶分为**颞上回**、**颞中回**和**颞下回**；颞上回转入外侧沟底的 2~3 条脑回称**颞横回**。

（4）观察内侧面的沟和回：中央前、后回延伸至内侧面的部分称**中央旁小叶**，**胼胝体**位于大脑纵裂底，连接两侧大脑半球。胼胝体背面有**胼胝体沟**，其上方有与之平行的**扣带沟**，两者之间的脑回为**扣带回**，胼胝体沟绕过胼胝体后方，向下前移行为**海马沟**。在胼胝体后下方有**距状沟**，向后行向枕极。

（5）观察下面的沟和回：额叶内侧有纵行的**嗅束**，其前端膨大为**嗅球**，后端扩大为嗅三角。颞叶下面有与半球下缘平行的**枕颞沟**，此沟内侧与之平行的沟为侧副沟，侧副沟内侧为**海马旁回**，其前端弯曲称**钩**。海马旁回内侧为**海马沟**，沟上方呈锯齿状的窄条皮质称**齿状回**，在齿状回外侧的侧脑室下角底壁上有弓状隆起的**海马**。

2. 大脑皮质的功能定位　利用大脑半球正中矢状面标本，观察各主要功能区在大脑皮质的定位。第 I 躯体运动区位于中央前回和中央旁小叶前部；第 I 躯体感觉区位于中央后回和中央旁小叶后部；视觉区位于颞横回；听觉区位于距状沟两侧的皮质；听觉性语言中枢位于颞上回后部；运动性语言中枢位于额下回后部；视觉性语言中枢位于角回；书写中枢位于额中回后部（图 20-2）。

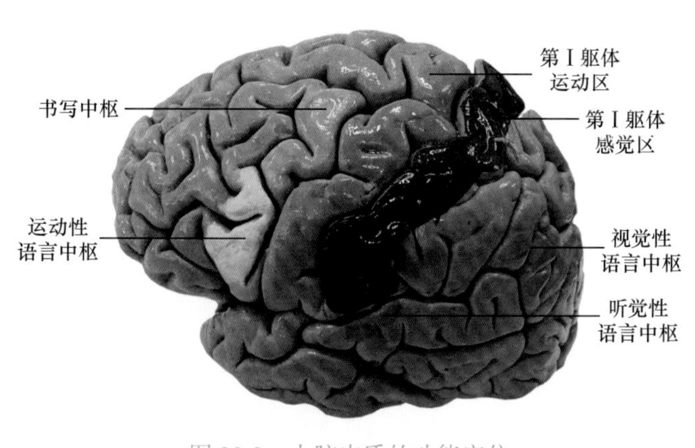

图 20-2　大脑皮质的功能定位

3. 端脑的内部结构 大脑半球表层为大脑皮质，深面为髓质，髓质有灰质团块称基底核，半球内的室腔称侧脑室。

（1）侧脑室：利用侧脑室标本、大脑半球正中矢状面离体标本观察。侧脑室左、右各一，分为四部：**中央部**位于顶叶内；**前角**向前伸入额叶；后角向后伸入枕叶；**下角**向前下伸入颞叶。侧脑室脉络丛位于中央部和下角。侧脑室借室间孔通第三脑室。

（2）基底核：利用玻璃脑干模型、大脑半球水平面标本观察。基底核包括尾状核、豆状核、屏状核和杏仁体，尾状核和豆状核合称**纹状体**。**尾状核**呈“C”形，位于背侧丘脑后外侧，分为头、体、尾3部分。豆状核位于岛叶深面，在大脑半球水平面上呈三角形，被2个白质板分为3部分，外侧部称**壳**，内侧两部称**苍白球**。**屏状核**位于岛叶皮质与豆状核之间；**杏仁体**连于尾状核尾的末端。

（3）大脑半球的髓质：大脑半球的髓质分为以下3类。

1）**联络纤维**：是联系同侧大脑半球回与回或叶与叶之间的纤维。利用大脑半球剥制标本观察。**弓状纤维**是联系相邻脑回的短纤维。长纤维主要有：连接额叶和颞叶前部的**钩束**；联系额叶、顶叶、枕叶、颞叶的**上纵束**；联系枕叶和颞叶的**下纵束**。

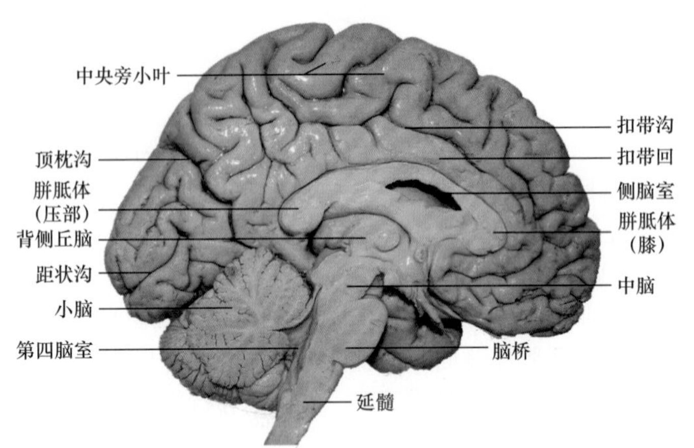

图 20-3 脑的正中矢状面

2）联合纤维：是联系左、右大脑半球各部皮质的纤维，包括胼胝体、前连合和穹窿连合。其中**胼胝体**位于大脑纵裂底，从前向后分嘴、膝、干和压部4部（图 20-3）。

3）投射纤维：是联系大脑皮质和皮质下中枢的上、下行纤维，这些纤维大部分通过内囊。利用大脑半球水平面标本观察。**内囊**为一宽厚白质，位于尾状核、背侧丘脑与豆状核之间。在水平面上，内囊呈尖向内侧的“><”形，分3部：**内囊前肢**位于豆状核与尾状核之间；**内囊后肢**位于豆状核与背侧丘脑之间；**内囊膝**位于前、后肢会合处（图 20-4）。结合教材内容、图谱复习通过内囊各部的纤维束。

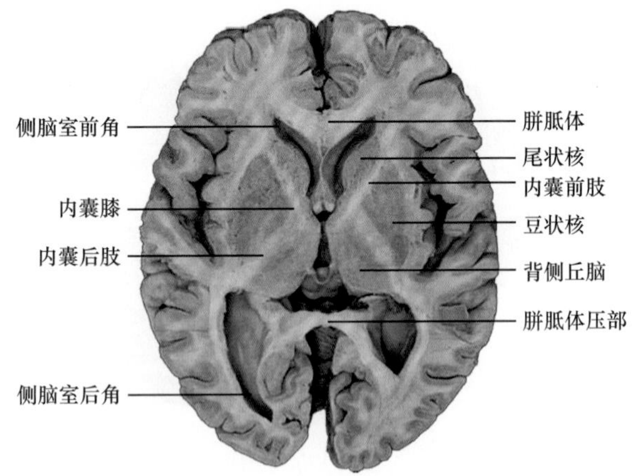

图 20-4 大脑半球水平面

（二）脑和脊髓的被膜与血管

1. 脑和脊髓的被膜 脑和脊髓的表面均有3层被膜，由外向内依次是硬膜、蛛网膜和软膜。

（1）观察脊髓的被膜：在脊髓及

被膜原位标本上观察。

1）**硬脊膜**：由致密结缔组织构成，厚而坚韧。上端附于枕骨大孔周缘并与硬脑膜延续，下部在第 2 骶椎水平逐渐变细，包裹终丝，末端附于尾骨。硬脊膜与椎管内面骨膜之间的间隙称**硬膜外隙**，内含疏松结缔组织、脂肪、椎内静脉丛等。

2）**蛛网膜**：翻开硬脊膜，可见位于硬脊膜与软脊膜之间半透明的薄膜，此即蛛网膜。蛛网膜与软脊膜之间的间隙称**蛛网膜下隙**，此隙下部自脊髓下端至第 2 骶椎水平扩大为**终池**。

3）**软脊膜**：是薄而富有血管的薄膜，贴于脊髓表面并伸入脊髓的沟裂中。在脊髓两侧、脊神经前后根之间形成**齿状韧带**，穿蛛网膜附于硬脊膜。

（2）观察脑的被膜：在硬脑膜原位脑离体标本、大脑镰与小脑幕原位标本及软脑膜原位脑离体标本上观察。

1）**硬脑膜**：分两层，外层为骨膜层，内层为脑膜层。重点观察以下结构，①**大脑镰**：形似镰刀，位于大脑纵裂内，前端附于鸡冠，后端连于小脑幕顶，下缘游离于胼胝体上方（图 20-5）。②**小脑幕**：伸入大脑横裂内，其前内侧缘凹陷称**幕切迹**，与鞍背形成一环形的**小脑幕裂孔**，有中脑通过。③**硬脑膜窦**：由硬脑膜的两层在某些部位分开形成，包括位于大脑镰上缘、矢状窦沟内的**上矢状窦**；位于大脑镰下缘的**下矢状窦**；横窦沟内的**横窦**；乙状窦沟内的**乙状窦**；**海绵窦**位于蝶鞍两侧，结合图谱观察穿过窦的颈内动脉和展神经及自上而下穿外侧壁的动眼神经、滑车神经、眼神经和上颌神经。

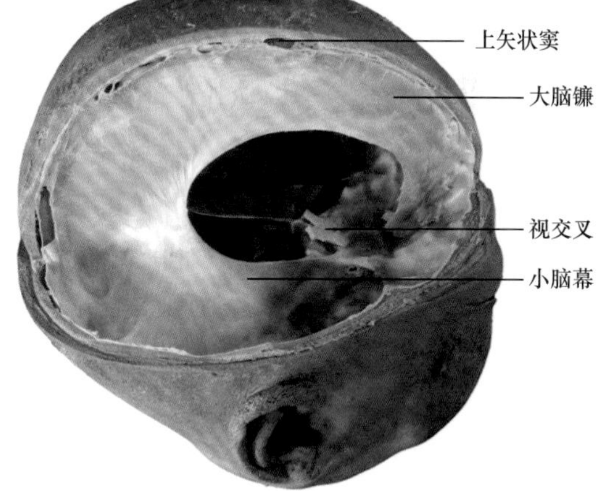

图 20-5　大脑镰与小脑幕

2）**脑蛛网膜**：薄而透明，与硬脑膜之间有硬膜下隙；与软脑膜间有蛛网膜下隙。脑蛛网膜在上矢状窦附近突入硬脑膜窦内形成许多绒毛状突起称**蛛网膜粒**。

3）**软脑膜**：薄而富含血管，紧贴脑的表面并伸入其沟裂中。

2. 脑和脊髓的血管

（1）脑的血管

1）脑的动脉：来自颈内动脉系和椎 - 基底动脉系。利用脑底动脉标本、大脑半球内侧面和上外侧面的动脉标本观察。**颈内动脉**起自颈总动脉，经颈动脉管入颅，穿入海绵窦。其主要分支有：**后交通动脉**；脉络丛前动脉；**大脑前动脉**；**大脑中动脉**。**椎动脉**起自锁骨下动脉，穿第 6 颈椎至第 1 颈椎横突孔，经枕骨大孔入颅，至延髓脑桥沟，左、右椎动脉会合成 1 条**基底动脉**，沿基底沟上行至脑桥上缘分为左、右**大脑后动脉**。椎动脉发出小脑下后动脉；基底动脉的主要分支有小脑下前动脉、迷路动脉、脑桥动脉、小脑上动脉及**大脑后动脉**。结合教材观察上述动脉的行程与分布。**大脑动脉环**由前交通动脉、两侧大脑前动脉起始段、两侧颈内动脉末段、两侧后交通动脉和两侧大脑后动脉起始段组成，位于脑底下方、蝶鞍上方，环绕视交叉、灰结节和乳头体（图 20-6）。

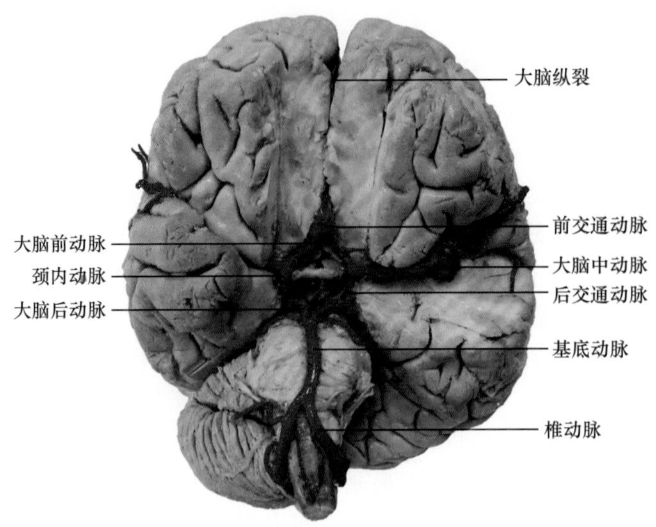

图 20-6 脑的动脉

2）脑的静脉：不与动脉伴行，分为浅、深两组，两组之间互相吻合。

（2）脊髓的血管

1）脊髓的动脉：有两个来源，一是椎动脉发出的脊髓前动脉和脊髓后动脉；二是一些节段性动脉（如肋间后动脉、腰动脉）。结合图谱观察。

2）脊髓的静脉：脊髓内的小静脉合成脊髓前、后静脉，通过前、后根静脉注入硬膜外隙的椎内静脉丛。

四、复习思考题

1. 语言中枢包括哪些功能区？分别位于何处？

2. 简述内囊的位置、形态、分部和各部通过的重要纤维束。

3. 面部危险三角的化脓性感染若处理不当会导致海绵窦感染，可能出现哪些临床表现？

（胡光强）

实验二十一　脊　神　经

一、实验目的

1. 掌握　脊神经的组成和分支；颈丛的组成、位置、皮支的名称及麻醉阻滞点、膈神经的分布；臂丛的组成、位置及主要分支（正中神经、肌皮神经、尺神经、桡神经、腋神经、胸长神经、胸背神经）的分布；胸神经前支的节段性分布；腰丛的组成、位置、主要分支（股神经、闭孔神经）的分布；骶丛的组成、位置及主要分支（坐骨神经、阴部神经）的分布；尺神经、正中神经、桡神经、腋神经、腓总神经和胫神经的损伤部位和损伤表现。

2. 熟悉　脊神经的性质、数目、纤维成分及分部；全身各部脊神经的行程；胸神经前支的分布；髂腹下神经、髂腹股沟神经、生殖股神经、股外侧皮神经的分布；臀上神经、臀下神经及股后皮神经的分布。

3. 了解　脊神经出椎管的部位；副膈神经；肩胛背神经和肩胛上神经的分布；肩胛下神经、胸内侧神经、胸外侧神经的分布；全身皮神经的节段性与重叠性分布特点。

二、实验材料

1. 成年整尸标本 1 具（显示颈丛及其分支，臂丛及其分支，腰丛及其分支，骶丛的分支）。
2. 经椎管水平面标本（显示脊髓及其被膜，脊神经前后根、脊神经及其分支）。
3. 头颈部神经瓶装标本（显示颈丛的分支）。
4. 颈、胸部血管神经标本（打开胸腔，显示膈神经）。
5. 上肢神经离体标本（前面与后面，显示臂丛的主要分支）。
6. 肋间神经瓶装标本（经胸部正中矢状面，显示肋间神经行程）。
7. 腹后壁神经瓶装标本（显示腰丛及其主要分支）。
8. 盆腔神经瓶装标本（正中矢状面，显示骶丛及其主要分支）。
9. 下肢神经离体瓶装标本（前面与后面，显示腰丛与骶丛的主要分支）。
10. 脊神经模型。
11. 脊神经教学视频。

三、实验内容

（一）脊神经的组成和分支

利用经椎管水平面标本并结合图谱观察。

1. 脊神经的组成与分部　脊神经由**前根**和**后根**在椎间孔处合成，其后根上的膨大部为**脊神经节**。脊神经共 31 对：颈神经 8 对，胸神经 12 对，腰神经 5 对，骶神经 5 对，尾神经 1 对。

2. 脊神经的分支　脊神经干很短，随即分为 4 支，即前支、后支、交通支和脊膜支。前支粗大，除大部分胸神经前支外，其余脊神经前支分别交织成颈丛、臂丛、腰丛和骶丛。后支细小，经横突间行向后方，分布于枕、项、背、腰和臀部的皮肤及深层肌。交通支为连于交感干与脊神经之间的细支。脊膜支细小，经椎间孔返回椎管，分布于脊髓被膜、椎骨等处。对照脊神经模型及教学视频进行学习。

（二）颈丛

1. 观察颈丛的组成、位置　在成年尸体标本上观察。颈丛由第 1~4 颈神经的前支交织而成，位于胸锁乳突肌上部深面、中斜角肌和肩胛提肌前方。

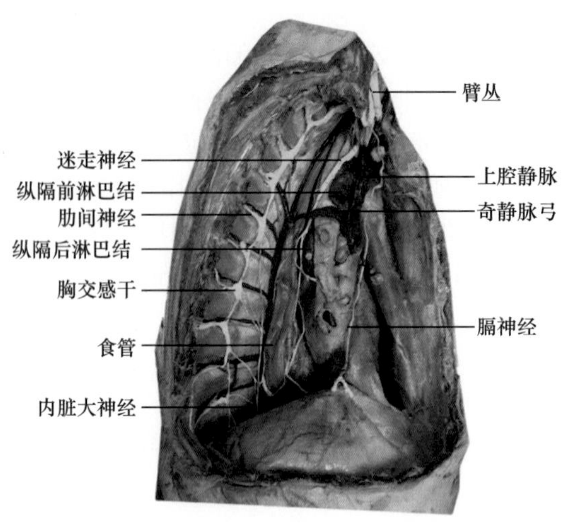

图 21-1　胸部的神经（右侧）

2. 观察颈丛的分支　利用头颈部神经瓶装标本和颈、胸部血管神经标本观察。

（1）皮支：包括**枕小神经**、**耳大神经**、**颈横神经**和**锁骨上神经**，集中自胸锁乳突肌后缘中点附近浅出，对照教材观察其分布。

（2）膈神经：在前斜角肌上端前面下降，在锁骨下动、静脉之间经胸廓上口进入胸腔，与心包膈血管伴行，跨肺根前方，在纵隔胸膜与心包之间下行达膈（图 21-1），对照教材复习其分布。

（三）臂丛

1. 观察臂丛的组成、位置　利用头颈部神经瓶装标本和成年整尸标本观察。臂丛由第 5 ～ 8 颈神经前支和第 1 胸神经前支的大部分组成。从斜角肌间隙穿出，位居锁骨下动脉后上方，再经锁骨后方进入腋窝，在腋动脉周围形成内侧束、外侧束和后束。

2. 观察臂丛的分支

（1）锁骨上部的分支：利用成年整尸标本观察。**胸长神经**沿前锯肌表面下降并支配该肌。此外还有肩胛背神经和肩胛上神经，对照教材学习。

（2）锁骨下部的分支：利用成年整尸标本和上肢神经离体标本观察（图 21-2）。

1）**胸背神经**：起自臂丛后束，伴胸背血管下行，支配背阔肌。

2）**肌皮神经**：起自外侧束，斜穿喙肱肌，在肱二头肌和肱肌之间下降，发肌支支配肱二头肌、喙肱肌和肱肌，其终支称**前臂外侧皮神经**，分布于前臂外侧的皮肤。

3）**腋神经**：起自臂丛后束，穿四边孔、绕肱骨外科颈至三角肌深面，支配三角肌和小圆肌。

4）**正中神经**：由内侧束和外侧束分别发出内侧根和外侧根呈“Y”形会合而成。伴肱血管在肱二头肌内侧下行至肘窝，穿旋前圆肌，继经指浅、指深屈肌之间，最后穿腕管达手掌。在腕前区，注意区分正中神经与掌长肌腱。结

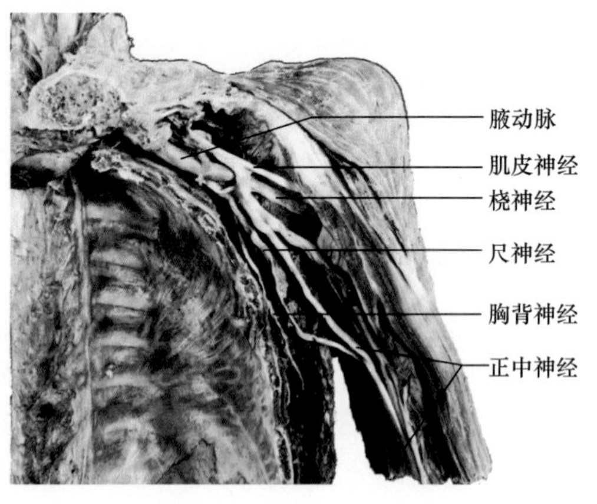

图 21-2　臂丛的主要分支

合教材，复习该神经的分支与分布（图 21-3）。

5）**尺神经**：起自内侧束，向下伴肱血管沿肱二头肌内侧沟下行至臂中份，穿内侧肌间隔至臂后区，经尺神经沟，穿尺侧腕屈肌至前臂前面，行于尺侧腕屈肌深面，最后经豌豆骨桡侧入手掌。结合教材复习其分支与分布。

6）**桡神经**：起自后束，伴肱深血管沿桡神经沟从内上行向外下，在肱骨外上髁上方穿外侧肌间隔至肱桡肌深面，分为浅、深支。浅支伴桡血管下行，经肱桡肌腱深面绕至手背；深支穿旋后肌进入前臂后区，更名为**骨间后神经**，于前臂后群浅、深两层肌之间下降。结合教材复习其分支与分布。

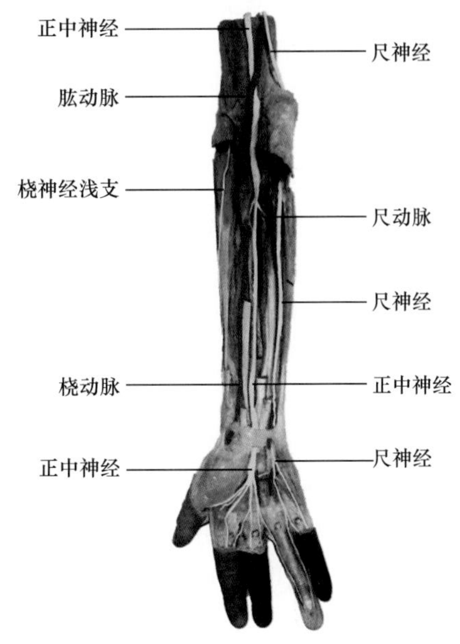

图 21-3 前臂和手的神经（前面观）

（四）胸神经前支

在肋间神经瓶装标本上观察。胸神经前支共 12 对，第 1 ～ 11 对位于相应的肋间隙内称**肋间神经**，第 12 对位于第 12 肋下方称**肋下神经**。结合教材内容复习其分支、分布，尤其在胸、腹壁皮肤的节段性分布规律。

（五）腰丛

1. 观察腰丛的组成、位置 利用腹后壁神经瓶装标本观察。腰丛由第 12 胸神经前支的一部分、第 1 ～ 3 腰神经前支和第 4 腰神经前支的一部分组成。第 4 腰神经前支的其余部分和第 5 腰神经前支合成**腰骶干**向下加入骶丛。腰丛位于腰大肌深面、腰椎横突前方。

2. 观察腰丛的分支 利用腹后壁神经瓶装标本观察。腰大肌外侧缘从上向下依次为**髂腹下神经**、**髂腹股沟神经**、**股外侧皮神经**和**股神经**，沿腰大肌前面下降的**生殖股神经**，经腰大肌内侧缘穿出的**闭孔神经**。

（1）**股神经**：为腰丛最大的分支。在腰大肌和髂肌之间下降，向外下经腹股沟韧带深面至股三角。其分支包括：①肌支，支配股四头肌、缝匠肌和耻骨肌。②皮支，即股中间和股内侧皮神经，分布于大腿和膝关节前面的皮肤；其中最长的皮支称**隐神经**，伴股动脉入收肌管下行，至膝关节内侧浅出伴大隐静脉下行达足内侧缘，沿途分布于髌下、小腿内侧面和足内侧缘的皮肤。

（2）**髂腹下神经**和**髂腹股沟神经**：在腰大肌外侧缘，以肋下神经为标志，在其下方辨认髂腹下神经，髂腹股沟神经位于髂腹下神经下方，有时两者共干。对照教材复习其分布。

（3）**股外侧皮神经**：在髂腹股沟神经下方，从腰大肌外侧缘穿出，经髂肌前面向外下，在髂前上棘内侧经腹股沟韧带深面至大腿外侧部皮肤。

（4）**生殖股神经**：较细小。穿腰大肌并沿该肌前面下行，分为生殖支和股支。对照教材复习其分布。

（5）**闭孔神经**：从腰大肌内侧缘穿出，沿小骨盆内侧壁前行，伴闭孔血管穿闭膜管出骨盆，分前、后两支。其皮支分布于大腿内侧的皮肤，肌支支配内收肌群。

（六）骶丛

1. 观察骶丛的组成、位置 利用盆腔神经瓶装标本观察。骶丛由腰骶干和全部骶、尾神经前支组成。位于盆腔内、骶骨及梨状肌前面，髂血管后方。

2. 观察骶丛的分支　结合下肢神经离体标本瓶装标本和整尸体标本观察。

（1）**臀上神经**：经梨状肌上孔出盆腔，行于臀中、小肌间，支配臀中、小肌和阔筋膜张肌。

（2）**臀下神经**：经梨状肌下孔出盆腔，支配臀大肌。

（3）**股后皮神经**：经梨状肌下孔出盆腔，分布于股后区和腘窝皮肤。

（4）**阴部神经**：经梨状肌下孔出骨盆，绕坐骨棘、穿坐骨小孔入坐骨肛门窝。分支分布于会阴部和外生殖器的肌和皮肤。

（5）**坐骨神经**：是人体最粗大的神经。穿梨状肌下孔出盆腔，在臀大肌深面经坐骨结节与股骨大转子之间入股后区，在股二头肌长头和大收肌之间下降，至腘窝上角处分为胫神经和腓总神经，在股后区发肌支支配大腿后群肌（图 21-4）。

1）**胫神经**：沿腘窝中线向下，伴胫后血管于小腿后群肌浅、深两层肌之间下降，经内踝后方转入足底，分为足底内、外侧神经两终支。胫神经沿途发肌支支配小腿后群肌，其皮支分布于小腿后面、足背外侧缘和小趾外侧缘的皮肤。

2）**腓总神经**：沿股二头肌内侧缘行向外下，绕腓骨颈向前，穿腓骨长肌起始部，分为**腓深神经**和**腓浅神经**。腓深神经伴胫前血管下行，支配小腿前群肌和足背肌等。腓浅神经行于小腿外侧群肌深面，于小腿外侧中、下 1/3 交界处浅出，分布于足背及趾背皮肤（图 21-5）。

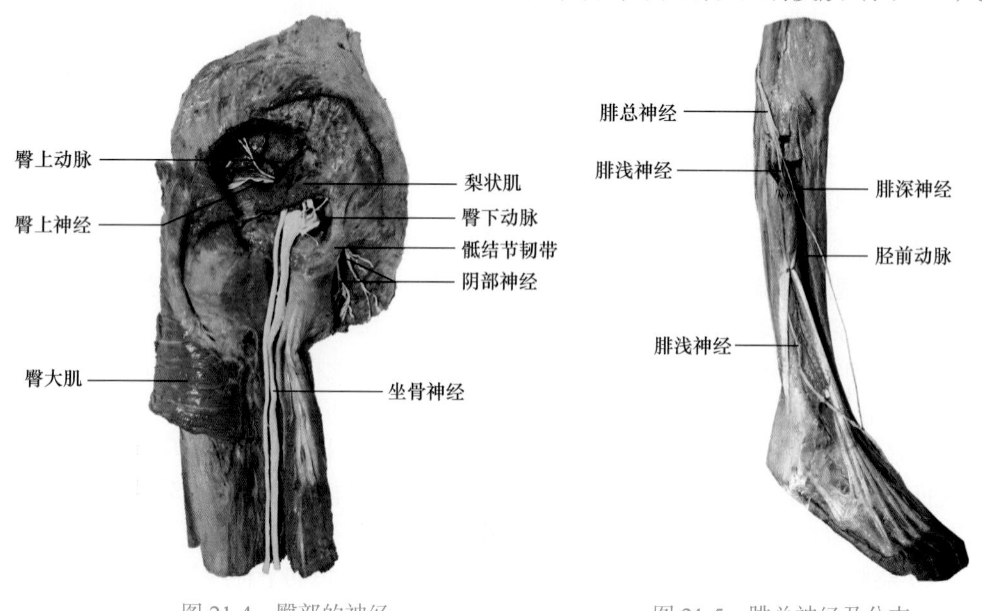

图 21-4　臀部的神经　　　图 21-5　腓总神经及分支

四、复习思考题

1. 肱骨外科颈、肱骨中段、肱骨内上髁、腓骨颈骨折分别易损伤哪些神经？出现哪些临床表现？

2. 简述手部皮肤和手肌的神经分布。

3. 简述大腿肌和小腿肌的神经支配。

（曾昭明）

实验二十二 脑 神 经

一、实验目的

1. 掌握　脑神经的名称、性质；连接脑和出入颅的部位；脑神经的主要分支、分布及损伤。

2. 熟悉　嗅神经、视神经、前庭蜗神经的起始、行程及功能；脑神经的纤维成分；脑神经分支的行程。

3. 了解　睫状神经节、下颌下神经节、翼腭神经节、耳神经节的位置与纤维联系。

二、实验材料

1. 去颅盖颅骨标本和下颌骨标本（显示颅底的孔裂及下颌骨的结构）。
2. 去脑并保留颅底硬脑膜的标本（显示脑神经出入颅的部位）。
3. 去眶上壁和外侧壁的标本（显示眼球、眼球外肌、眼的神经、睫状神经节等）。
4. 保留鼻中隔的头部矢状面标本（显示嗅丝）。
5. 头部正中矢状面三叉神经瓶装标本（显示三叉神经全貌及其分支）。
6. 经鼓室矢状面面神经瓶装标本（显示面神经在面神经管内的行程及分支）。
7. 面神经颅外分支瓶装标本（显示面神经的颅外分支）。
8. 头颈正中矢状面血管神经标本（显示舌咽神经、迷走神经、副神经及舌下神经）。
9. 迷走神经瓶装标本（显示迷走神经在颈、胸、腹部的行程及分支）。
10. 带神经根的脑干瓶装标本和脑干放大模型（显示第Ⅲ～Ⅻ神经根在脑干的附着）。

三、实验内容

（一）观察脑神经出入的孔裂

利用去颅盖颅骨标本、下颌骨标本结合去脑并保留颅底硬脑膜的标本观察。主要包括颅前窝的筛孔；颅中窝的视神经管、眶上裂、圆孔、卵圆孔、颈动脉管内口与外口；舌下神经管内口与外口；内耳门；茎乳孔。同时观察与脑神经及其分支有关的结构：眶下裂、眶下沟、眶下管、眶下孔、眶上孔（切迹）、下颌孔、下颌管及颏孔等。

（二）观察脑神经在脑干的附着

利用带神经根的脑干瓶装标本和脑干放大模型观察。嗅神经连端脑嗅球；视神经经视束连间脑的外侧膝状体；动眼神经连于中脑脚间窝；滑车神经连于中脑下丘下方；三叉神经连于脑桥基底部与小脑中脚交界处；展神经连于延髓脑桥沟内侧部；面神经连于延髓脑桥沟、展神经外侧；前庭蜗神经连于延髓脑桥沟、面神经外侧；舌咽神经连于延髓橄榄后沟上部；迷走神经连于延髓橄榄后沟中部；副神经连于延髓橄榄后沟下部；舌下神经连于延髓锥体与橄榄之间（前外侧沟）。

（三）观察 12 对脑神经

1. 嗅神经　利用保留鼻中隔的头部矢状面标本和去脑并保留颅底硬脑膜的标本观察。可见鼻中隔上部及上鼻甲黏膜内有 20 多条嗅丝，向上穿筛孔入颅前窝，终于端脑的嗅球。

2. 视神经　利用去眶上壁和外侧壁的标本、脑干瓶装标本和脑干放大模型观察。视神经由视网膜节细胞的轴突在视盘处会聚穿过巩膜而构成，行向后内，穿视神经管入颅中窝，连于视交叉，再经视束连于间脑的外侧膝状体。

3. 动眼神经　利用去眶上壁和外侧壁的标本、脑干瓶装标本和脑干放大模型观察。动眼神经自中脑脚间窝出脑，经海绵窦外侧壁向前，穿眶上裂入眶，分为上、下两支。上支细小，支配上睑提肌和上直肌。下支粗大，支配下直肌、内直肌和下斜肌。其副交感纤维进入**睫状神经节**（位于外直肌与视神经之间）换元，节后纤维支配瞳孔括约肌和睫状肌。

4. 滑车神经　利用去眶上壁和外侧壁的标本、脑干瓶装标本和脑干放大模型观察。滑车神经自中脑下丘下方出脑，绕大脑脚外侧向前，穿海绵窦外侧壁，经眶上裂入眶，支配上斜肌。

5. 三叉神经　利用头部正中矢状面三叉神经瓶装标本、脑干瓶装标本和脑干放大模型观察。感觉神经元胞体聚集形成**三叉神经节**，其中枢突组成粗大的三叉神经感觉根，经脑桥基底部和小脑中脚交界处入脑，周围突形成眼神经、上颌神经和下颌神经 3 大分支。三叉神经运动根内下方可见细小的三叉神经运动根。

（1）眼神经（感觉性）：经海绵窦外侧壁向前，穿眶上裂入眶，分支分布于硬脑膜、眶、眼球、泪腺、结膜、部分鼻腔黏膜，以及额顶部、上睑和鼻背的皮肤。眼神经的分支包括额神经（再分为眶上神经和滑车上神经）、泪腺神经和鼻睫神经。结合教材内容观察其分布。

（2）上颌神经（感觉性）：经海绵窦外侧壁，穿圆孔出颅，进入翼腭窝，再经眶下裂入眶，延续为眶下神经。上颌神经分布于硬脑膜、睑裂和口裂之间除鼻背以外的皮肤、上颌牙及鼻腔和口腔黏膜。上颌神经的主要分支有眶下神经、颧神经和上牙槽神经等。结合教材内容观察其分布。

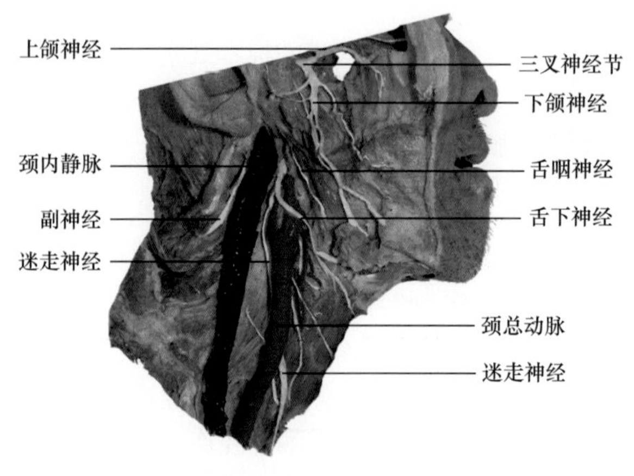

图 22-1　头颈部的神经

（3）下颌神经（混合性）：经卵圆孔出颅达颞下窝，其运动纤维支配咀嚼肌等，感觉纤维分布于硬脑膜、下颌牙及牙龈、舌前 2/3 及口底黏膜、颞部和口裂以下的皮肤。下颌神经的分支：耳颞神经、颊神经、舌神经、下牙槽神经、咀嚼肌神经等。结合教材内容观察其分布（图 22-1）。

6. 展神经　利用去眶上壁和外侧壁的标本、脑干瓶装标本和脑干放大模型观察。展神经从延髓脑桥沟内侧部出脑，穿海绵窦，经眶上裂入眶，支配外直肌。

7. 面神经　利用经鼓室矢状面面神经瓶装标本、面神经颅外分支瓶装标本及脑干瓶装标本和脑干放大模型观察。面神经由较大的运动根和细小的混合根（中间神经）组成。自延髓脑桥沟外侧部出脑，经内耳门入内耳道，再穿内耳道底进入面神经管，最后经茎乳孔出颅，穿腮腺到达面部。

（1）观察面神经管内的分支

1）**鼓索**：在面神经出茎乳孔前约6mm处发出，向前上行进入鼓室，再穿出鼓室至颞下窝，向前下加入舌神经。鼓索含两种纤维：味觉纤维随舌神经分布于舌前2/3的味蕾，传导味觉；副交感纤维至**下颌下神经节**（位于下颌下腺与舌神经之间）换元，其节后纤维分布于下颌下腺和舌下腺，控制其分泌。

2）**岩大神经**：含副交感纤维，经翼腭窝至**翼腭神经节**（位于翼腭窝上部、上颌神经下方）换元，发节后纤维控制泪腺的分泌。

（2）观察面神经的颅外分支：面神经在腮腺内分支交织形成**腮腺内丛**，自丛上发出**颞支**、**颧支**、**颊支**、**下颌缘支**和**颈支**，从腮腺前缘呈辐射状穿出，支配表情肌（图22-2）。

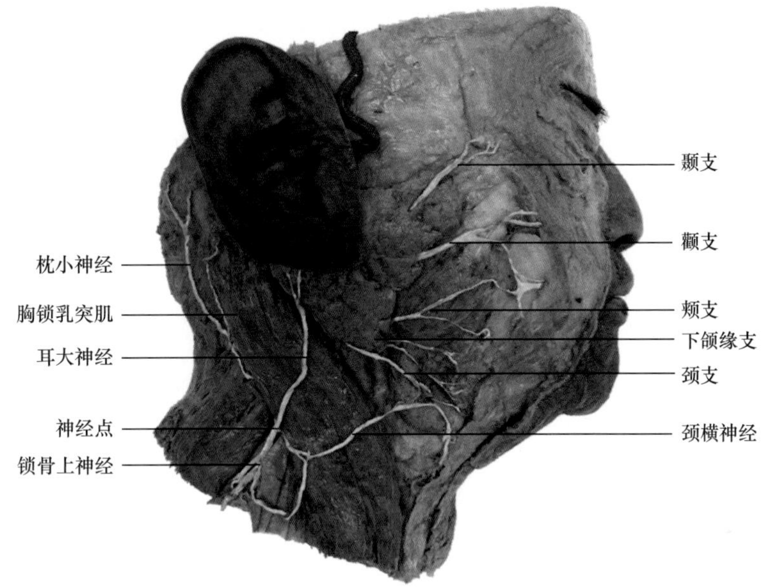

图22-2 面神经与颈丛皮支

8. 前庭蜗神经 利用脑干瓶装标本和脑干放大模型观察。前庭蜗神经由前庭神经和蜗神经组成，经内耳道和内耳门入颅，于延髓脑桥沟外侧份入脑。

9. 舌咽神经 利用头颈部正中矢状面血管神经标本、脑干瓶装标本和脑干放大模型观察。舌咽神经经颈静脉孔出颅，于颈内动、静脉之间下行，然后弓形向前，经舌骨舌肌内侧达舌根。其主要分支有：①**鼓室神经**，穿入鼓室，分支分布于鼓室、乳突小房和咽鼓管的黏膜，其终支为**岩小神经**，含副交感纤维，至**耳神经节**（位于卵圆孔下方、下颌神经内侧）换元，发节后纤维支配腮腺分泌。②**舌支**，经舌骨舌肌深面，分布于舌后1/3黏膜和味蕾。③**颈动脉窦支**，在颈静脉孔下方发出，沿颈内动脉下行，分布于颈动脉窦和颈动脉小球。

10. 迷走神经 利用头颈正中矢状面血管神经标本、迷走神经瓶装标本、脑干瓶装标本和脑干放大模型观察。

（1）观察迷走神经的行程：迷走神经是行程最长、分布最广的脑神经。经颈静脉孔出颅，在颈部行于颈动脉鞘内，位居颈内、颈总动脉与颈内静脉之间的后方，经胸廓上口入胸腔。胸部行程左、右不同，左迷走神经在左颈总动脉与左锁骨下动脉之间下行，跨主动脉弓前方，经左肺根后方至食管前面，分支交织成左肺丛和**食管前丛**，于食管下端聚集为**迷走神经前干**；右迷走神经经右锁骨下动、静脉之间下行，沿气管右侧，再经右肺根后方达食管后面，分支交织成右肺丛和**食管后丛**，向下集中延续为**迷走神经后干**。迷走神经前、后干向下穿膈的食管裂孔进入腹腔。

（2）观察迷走神经的分支：其分支包括颈部、胸部和腹部的分支。

1）颈部的分支：主要为**喉上神经**，沿颈内动脉内侧下行，于舌骨大角处分为内支和外支。内支伴喉上动脉入喉，分布于声门裂以上的喉黏膜及会厌、舌根；外支支配环甲肌。

2）胸部的分支：主要为**喉返神经**，左侧勾绕主动脉弓下缘、右侧勾绕右锁骨下动脉下缘返回颈部，均沿气管食管沟上行，至环甲关节后方入喉，更名为**喉下神经**，分布于除环甲肌以外的喉肌和声门裂以下的喉黏膜。

3）腹部的分支：迷走神经前干的分支：①**胃前支**，沿胃小弯向右，沿途分支分布于胃前壁，其终支称“鸦爪支”，分布于幽门部前壁。②**肝支**，参与构成**肝丛**，分支分布于肝、胆囊等处。迷走神经后干的分支：①**胃后支**，沿胃小弯右行，沿途分支至胃后壁，其终支也为“鸦爪支”，分布于幽门部后壁。②**腹腔支**，参与构成**腹腔丛**，分支分布于肝、胆、胰、脾、肾及结肠左曲以上的消化管。

11. 副神经　利用头颈正中矢状面血管神经标本、脑干瓶装标本和脑干放大模型观察。副神经经颈静脉孔出颅，在胸锁乳突肌深面继续向外下斜行，再穿入斜方肌，分支支配胸锁乳突肌和斜方肌。

12. 舌下神经　利用头颈正中矢状面血管神经标本、脑干瓶装标本和脑干放大模型观察。经舌下神经管出颅，下行于颈内动、静脉之间，呈弓形向前沿舌骨舌肌外侧入舌，支配全部舌内肌和大部分舌外肌（除腭舌肌）。

四、复习思考题

1. 简述舌和喉的神经分布。
2. 穿海绵窦并经眶上裂入眶的神经有哪些？如何分布？
3. 简述面神经的分支分布及损伤表现。

（李开荣）

实验二十三　内脏神经、内分泌系统

一、实验目的

1. 掌握　内脏神经的分布；内脏运动神经的特点；交感干的概念；交感神经和副交感神经低级中枢的位置；颅部和骶部副交感神经的分布；交感神经与副交感神经的主要区别；垂体与甲状腺的位置、形态。

2. 熟悉　交感神经节和副交感神经节的名称和位置；灰、白交通支的组成与位置；甲状旁腺、肾上腺、胸腺、松果体的位置和形态。

3. 了解　内脏运动神经与躯体运动神经的区别；交感神经节前和节后纤维的去向；人体各部交感神经的分布；各内脏神经丛的组成、位置及分支分布；各内分泌腺的功能。

二、实验材料

1. 头颈部神经标本（显示颈交感干）。

2. 胸后壁神经瓶装标本（显示胸交感干及肋间神经）。

3. 腹后壁神经瓶装标本（显示腰交感干）。

4. 腹腔内脏神经丛标本（显示腹腔神经节、肠系膜上神经节、肠系膜下神经节和主动脉肾神经节及相关的内脏神经丛）。

5. 盆后壁神经瓶装标本（显示左、右骶交感干及奇神经节）。

6. 交感干模型（显示交感干位置、交感干神经节、白交通支、灰交通支）。

7. 动眼神经、面神经及舌咽神经标本（显示睫状神经节、翼腭神经节、下颌下神经节和耳神经节的位置）。

8. 头部正中矢状面标本（显示垂体的位置、形态）。

9. 头颈部离体标本（显示甲状腺的位置与形态）。

10. 腹后壁器官与结构的瓶装标本（显示肾上腺的位置、形态）。

11. 全身内分泌腺模型（显示甲状腺、垂体、肾上腺、松果体的位置、形态）。

三、实验内容

（一）内脏神经

内脏神经分为内脏运动神经和内脏感觉神经，分布于内脏、心血管和腺体。

1. 内脏运动神经　分为交感神经和副交感神经两部分。

（1）交感神经：由中枢部和周围部组成。其低级中枢位于第1胸髓至第3腰髓脊髓灰质的侧角的中间外侧核。周围部包括交感神经节及其分支、交感干和交感神经丛等。

1）交感神经节：按位置分为椎前神经节和椎旁神经节。利用交感干模型和胸后壁、腹后壁神经瓶装标本及腹腔内脏神经丛标本观察。①**椎旁神经节**：又称交感干神经节，位于脊柱两旁。②**椎前神经节**：位于脊柱前方、腹主动脉脏支根部，呈不规则的团块状，包括**腹腔神经节**、**肠系膜上神经节**、**肠系膜下神经节**及**主动脉肾神经节**，分别位于腹腔干、肠系膜上动脉、肠系膜下动脉及肾动脉根部周围。

2）交感干：①观察位置：交感干位于脊柱两旁，左、右各一，由椎旁神经节（交感干神经节）借节间支连接而成。上起颅底，下至尾骨前方。利用头颈部神经标本、胸后壁和腹后壁神经瓶装标本及盆后壁神经瓶装标本观察。②观察分部及各部交感干神经节数目：交感干分为颈、胸、腰、骶、尾5部。**颈交感干**位于颈动脉鞘后方、颈椎横突前方，有颈上、中、下（颈胸或形状神经节）3个神经节。**胸交感干**位于肋头前方，每侧交感干上有10～12个胸神经节。**腰交感干**位于腰椎前外侧与腰大肌内侧缘之间，每侧交感干上有4对腰神经节。**盆交感干**（交感干骶、尾部）位于骶骨前面、骶前孔内侧，每侧交感干上有3～4个骶神经节。在尾骨前方，两侧交感干借单一的**奇神经节**相连。

3）观察交感神经的交通支：交通支分为白交通支和灰交通支两种。利用交感干模型并结合图谱观察。**白交通支**：15对，由有髓鞘的节前纤维组成，呈白色，只存在于第1胸髓至第3腰髓节段的脊神经前支与相应交感干神经节之间。**灰交通支**：31对，由无髓鞘的节后纤维组成，颜色灰暗，连于交感干与31对脊神经前支之间。

4）交感神经节前纤维与节后纤维的去向：对照教材及图谱学习。

（2）副交感神经：由中枢部和周围部组成。其低级中枢位于脑干内的一般内脏运动核和第2～4骶髓节段内的骶副交感核。其周围部包括副交感神经节及节前、节后纤维。

1）副交感神经节：包括器官旁节和器官内节两种。①**器官旁节**：位于器官附近，其中颅部的副交感神经节体积较大，肉眼可见。利用动眼神经、面神经、舌咽神经标本观察。**睫状神经节**位于外直肌与视神经之间；**下颌下神经节**位于下颌下腺与舌神经之间；**翼腭神经节**位于翼腭窝上部、上颌神经内侧；**耳神经节**位于卵圆孔下方、下颌神经内侧。②器官内节：位于器官壁内，体积小，只有显微镜下可见。

2）颅部和骶部的副交感神经：结合教材、图谱学习。

（3）内脏腹腔丛：内脏神经常交织成内脏神经丛，再由丛分支分布于胸、腹及盆腔脏器。利用腹腔内脏神经丛标本并结合图谱观察。**腹腔丛**位于腹主动脉上段前方，围绕腹腔干和肠系膜上动脉根部周围，接受内脏大、小神经的纤维。腹腔丛及丛内神经节发出的分支伴腹腔干、肠系膜上动脉和肾动脉的分支分布于各脏器。

2. 内脏感觉神经 胞体位于脑神经节和脊神经节内，其周围突随交感神经、舌咽神经、迷走神经和骶部副交感神经分布于内脏器官。中枢突一部分随舌咽、迷走神经入脑干，终于孤束核；另一部分随交感神经及盆内脏神经进入脊髓，终于灰质后角。对照教材学习内脏神经纤维的联系及内脏感觉神经的特点。

（二）内分泌系统

内分泌系统由内分泌腺和内分泌组织组成。本实验主要观察甲状腺、肾上腺、垂体、松果体等内分泌腺。

1. 甲状腺 利用头颈部离体标本和全身内分泌腺模型观察。甲状腺呈"H"形，分为左、右**侧叶**和**甲状腺峡**。侧叶位于喉下部和气管上部的前外侧，上达甲状软骨中部，下至第6气管软骨环。甲状腺峡位于第2～4气管软骨环前方。有时自甲状腺峡向上伸出一**锥状叶**。

2. 甲状旁腺 利用图谱观察。甲状旁腺是2对黄豆大小的扁椭圆形小体，上一对多位于甲状腺侧叶后面的上、中 1/3 交界处；下一对位于甲状腺下动脉进入甲状腺侧叶附近。

3. 肾上腺　利用腹后壁器官与结构的瓶装标本和全身内分泌腺模型观察。肾上腺左、右各一，位于肾的内上方，左肾上腺呈半月形，右肾上腺呈三角形。

4. 垂体　利用头部正中矢状面标本和全身内分泌腺模型观察。垂体位于蝶骨体上面的垂体窝内，呈椭圆形，借漏斗连于下丘脑。

5. 松果体　利用头部正中矢状面标本和全身内分泌腺模型观察。松果体位于背侧丘脑后上方，以柄附于第三脑室顶的后部，为一椭圆形小体，形似松果。

四、复习思考题

1. 交感神经和副交感神经的低级中枢分别位于何处？
2. 交感神经节有哪些？副交感神经节又有哪些？
3. 检查甲状腺时，为何要让患者做吞咽动作？

（王继丰）

【附录一】 系统解剖学填图练习

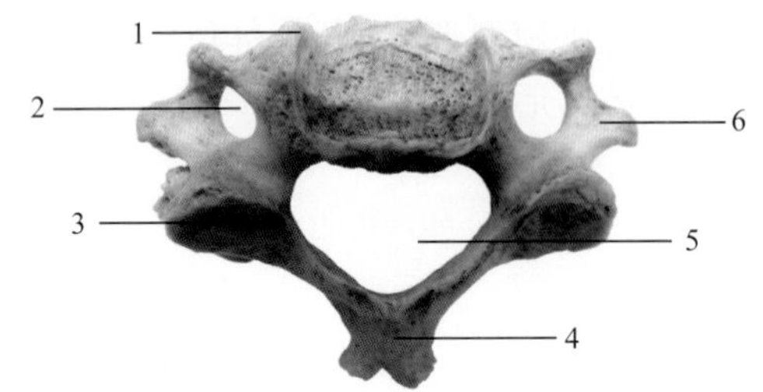

图 1　颈椎上面观

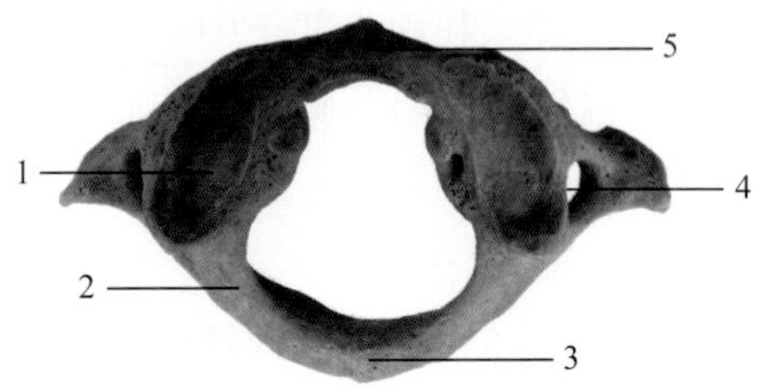

图 2　寰椎上面观

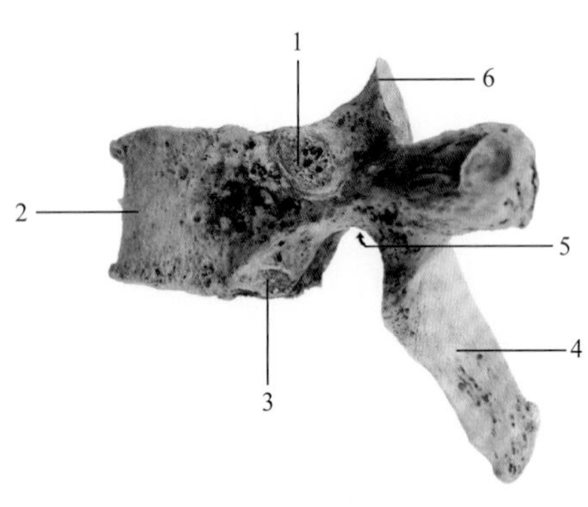

图 3　胸椎侧面观

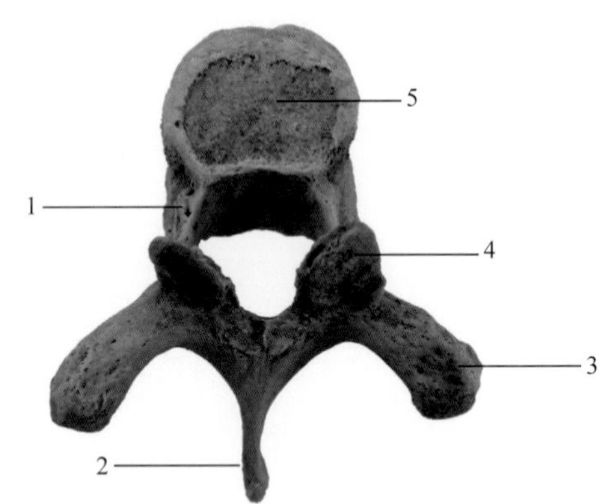

图 4　胸椎上面观

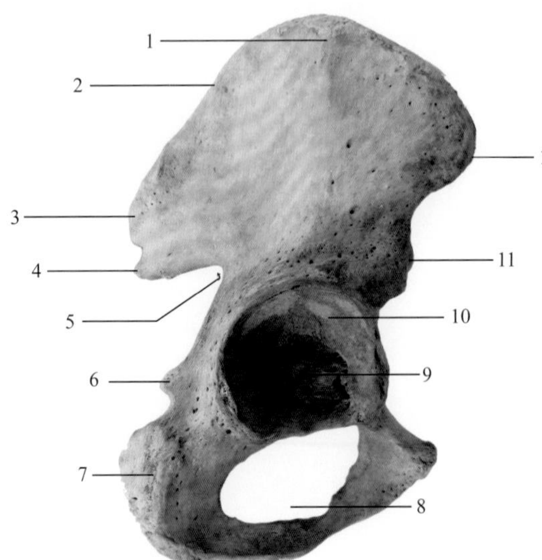

图 5　髋骨外面观

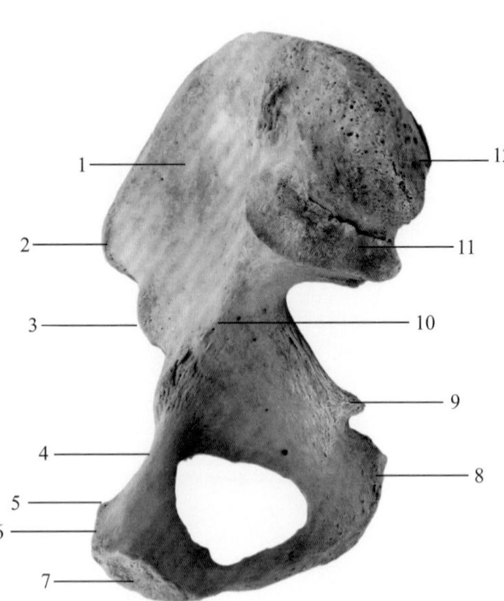

图 6　髋骨内面观

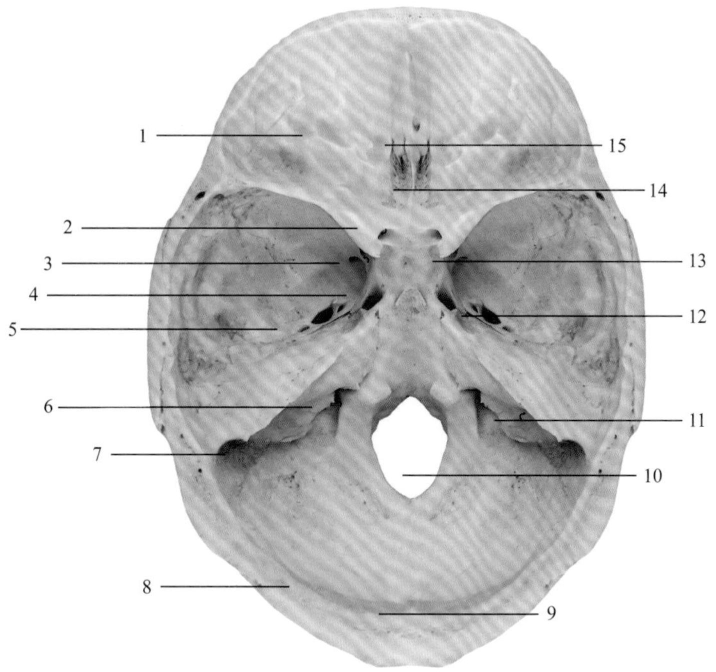

图 7 颅底内面观

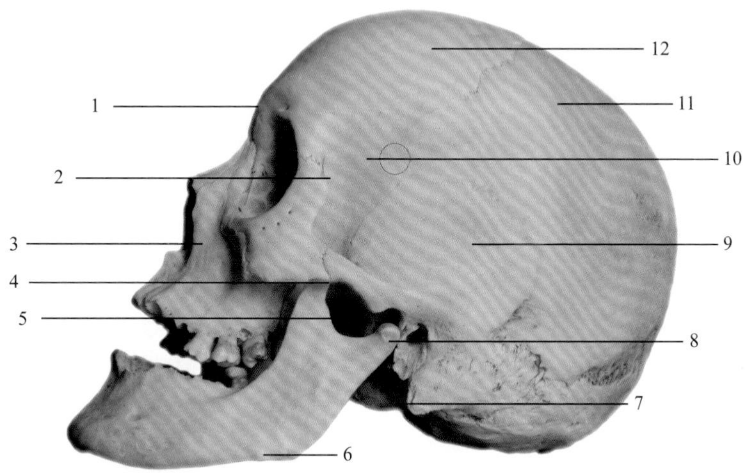

图 8 颅侧面观

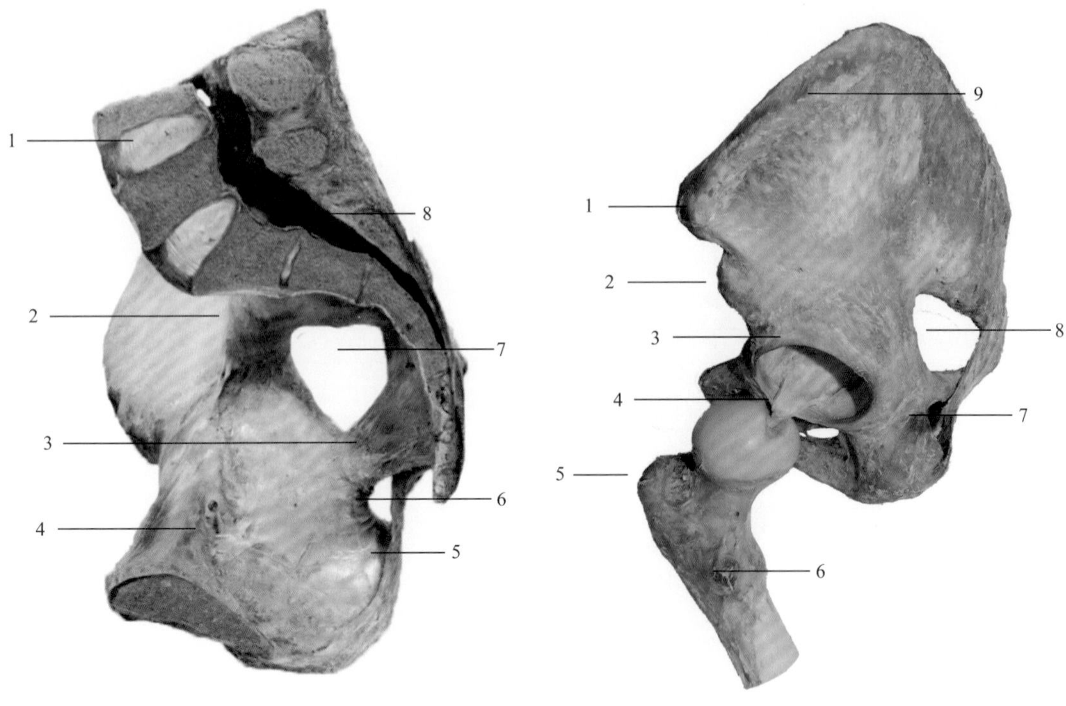

图 9 骨盆内面观

图 10 骨盆外面观

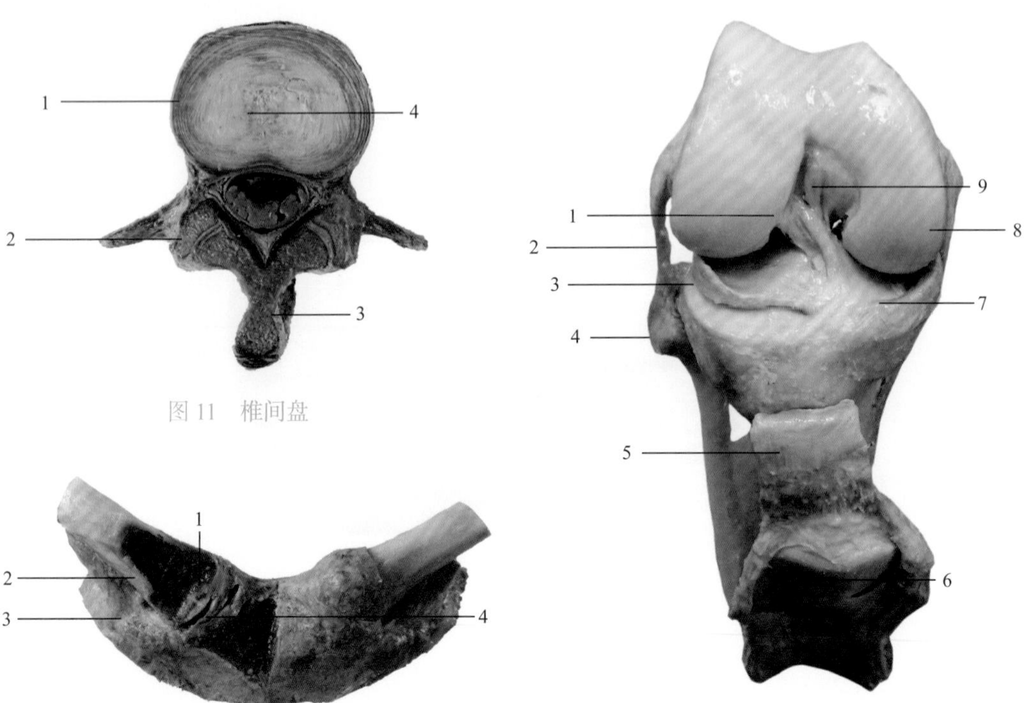

图 11 椎间盘

图 12 胸锁关节

图 13 膝关节前面观

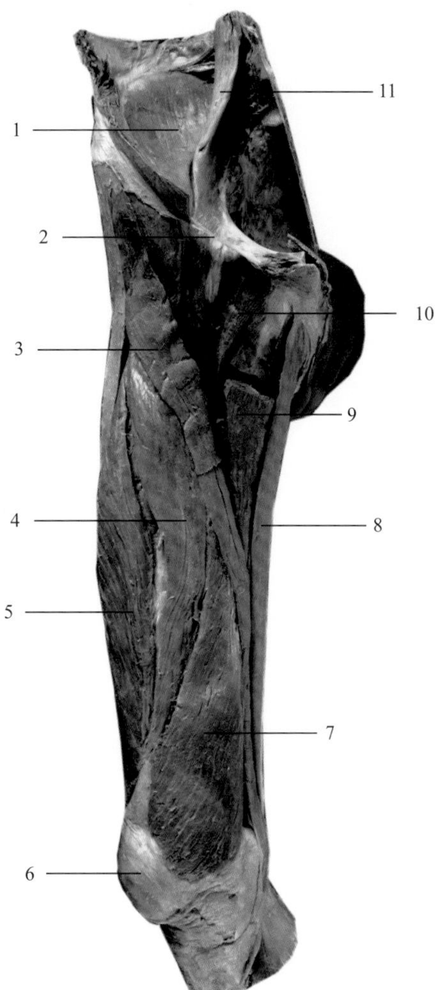

图 14　髋肌和大腿肌（前面）

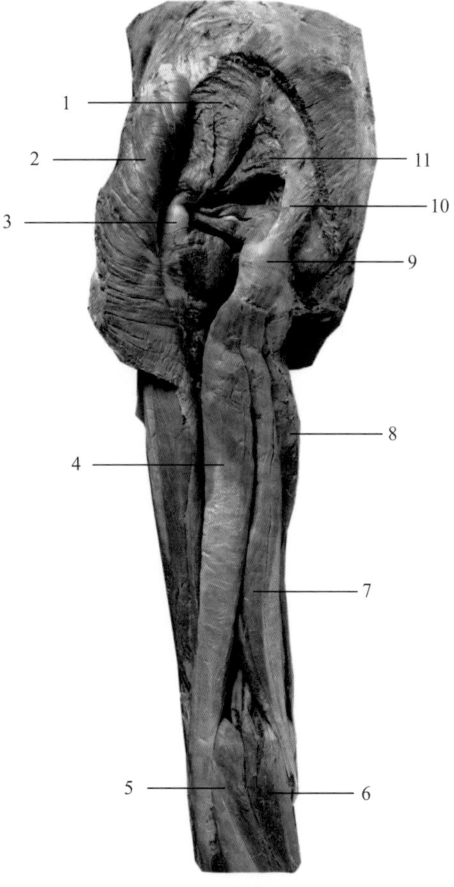

图 15　髋肌和大腿肌（后面）

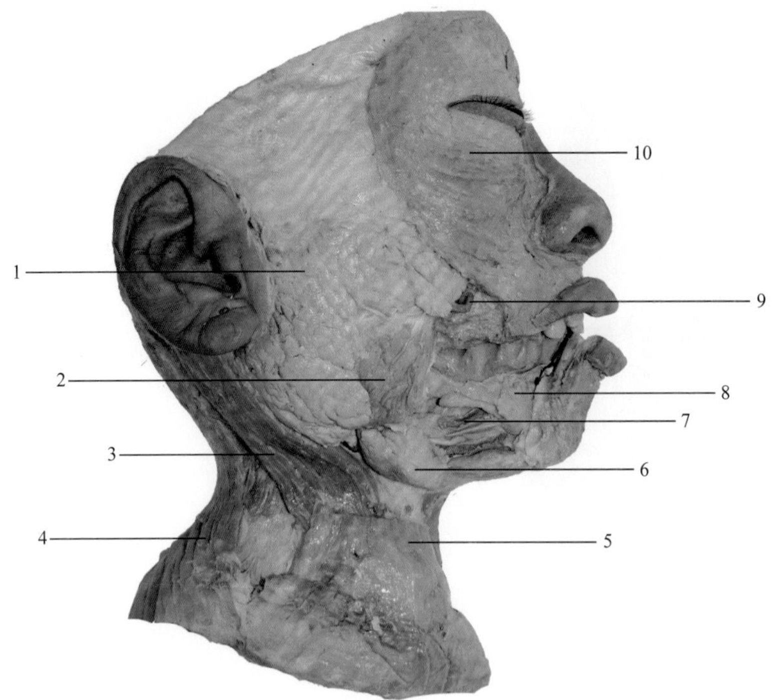

图 16 头颈侧面观

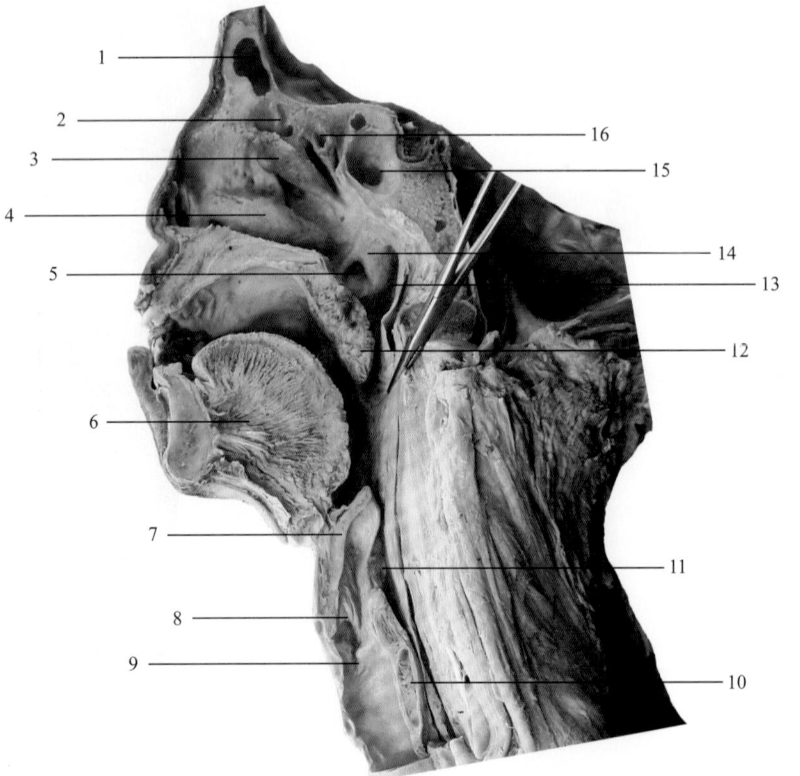

图 17 头颈正中矢状面观

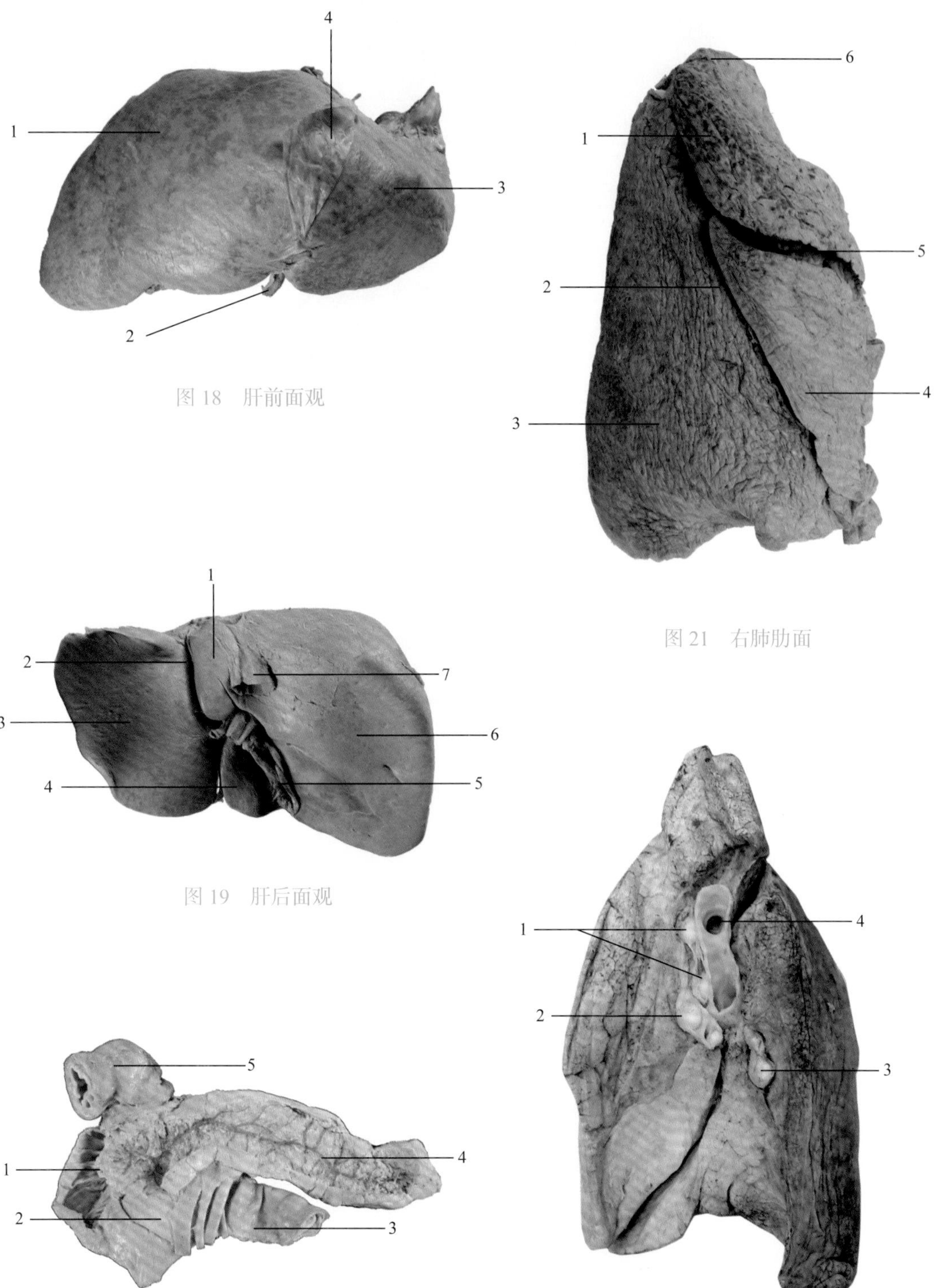

图 18 肝前面观

图 19 肝后面观

图 20 胰和十二指肠

图 21 右肺肋面

图 22 右肺内侧面

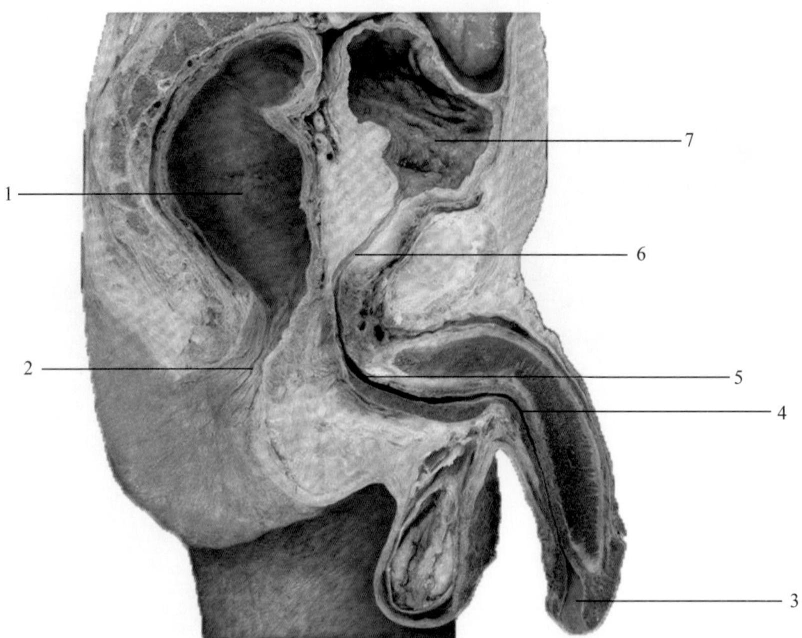

图 23 男性盆腔正中矢状面

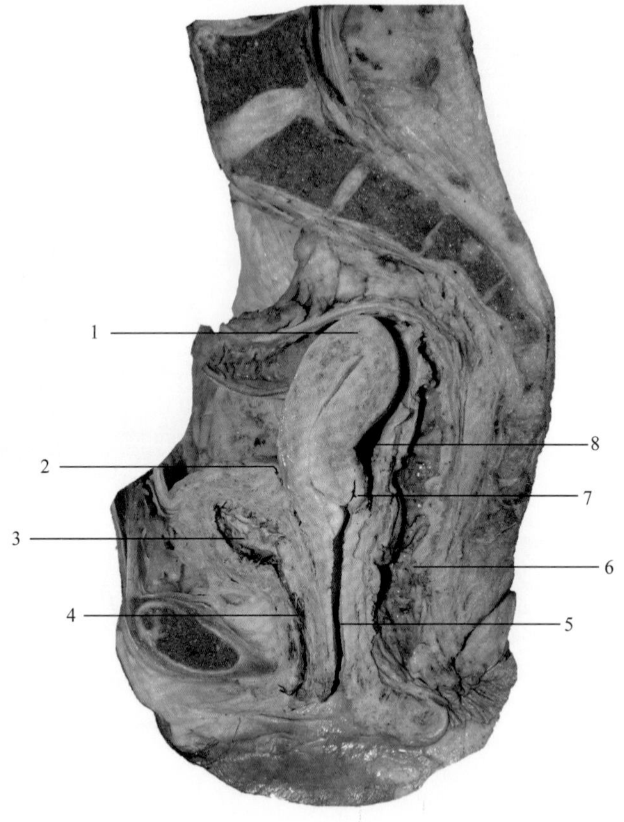

图 24 女性盆腔正中矢状面

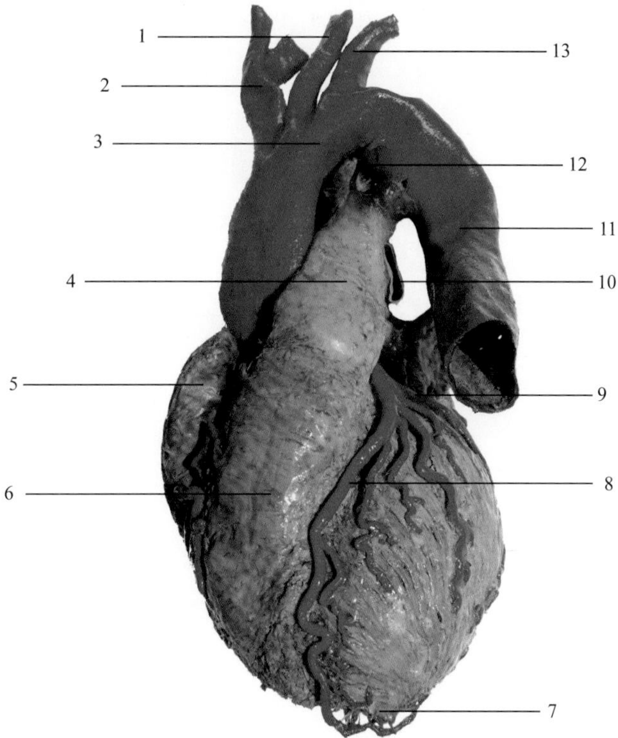

图 25 心前面观

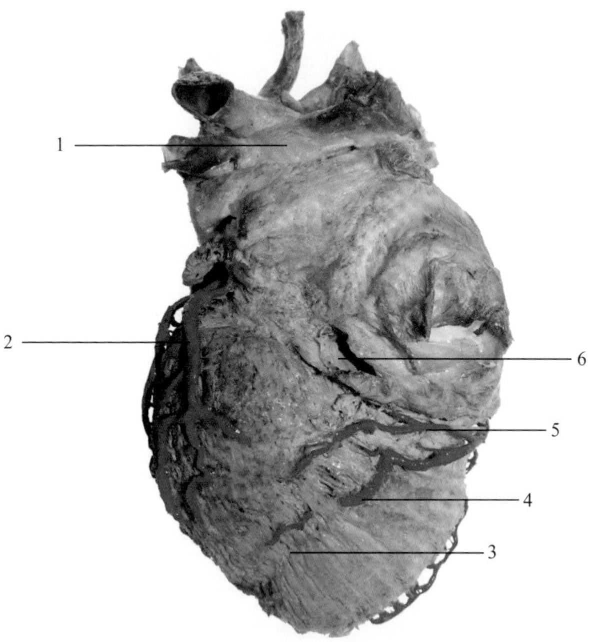

图 26 心后下面观

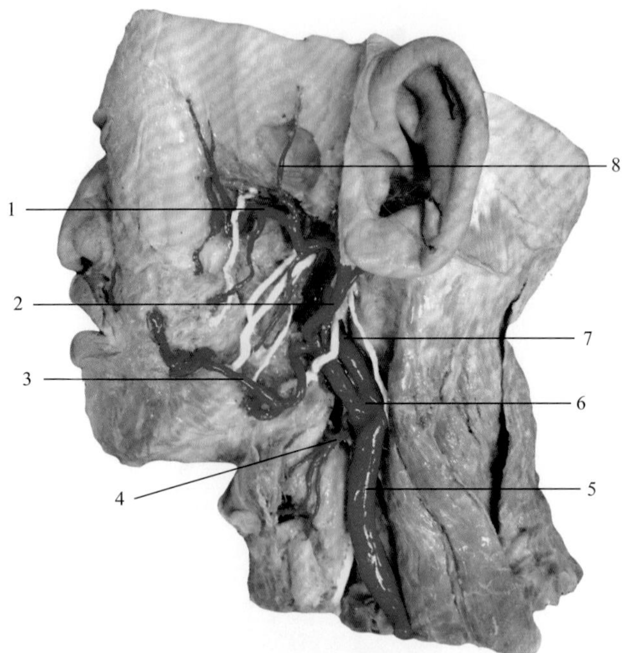

图 27 头颈部动脉外侧面观

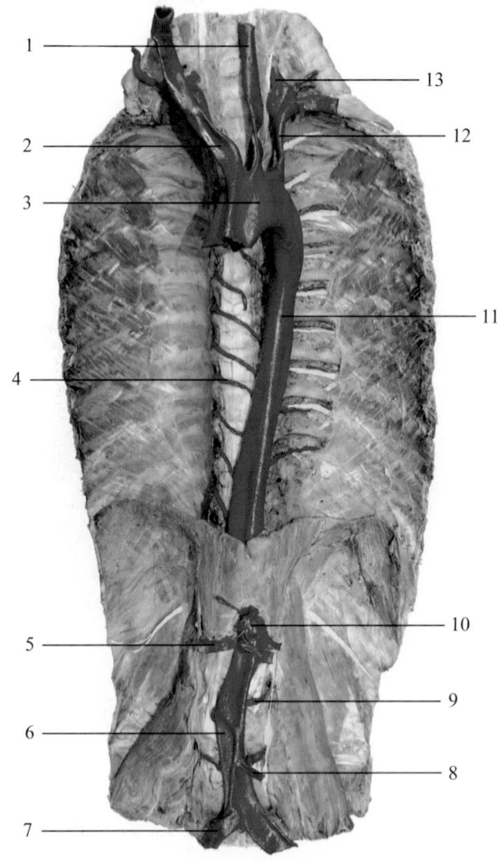

图 28 胸腹部动脉前面观

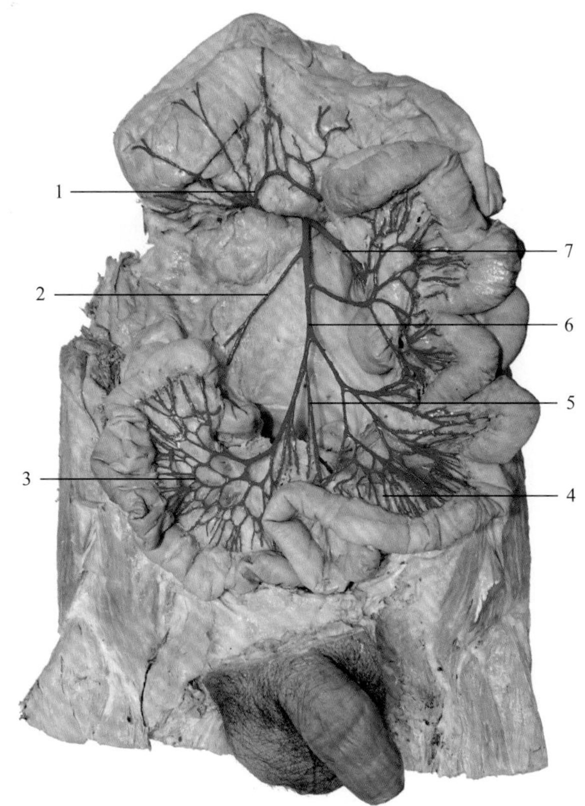

图 29 腹部动脉前面观

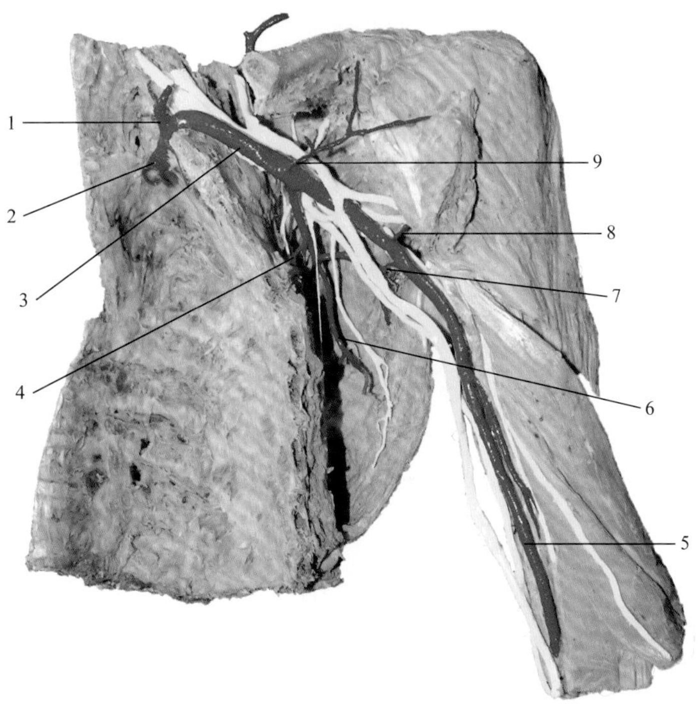

图 30 胸部动脉前面观

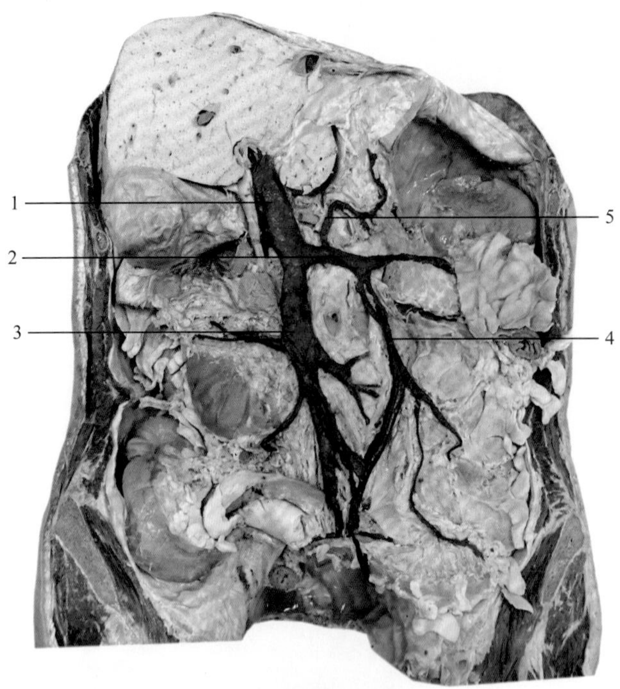

图 31 腹部的静脉

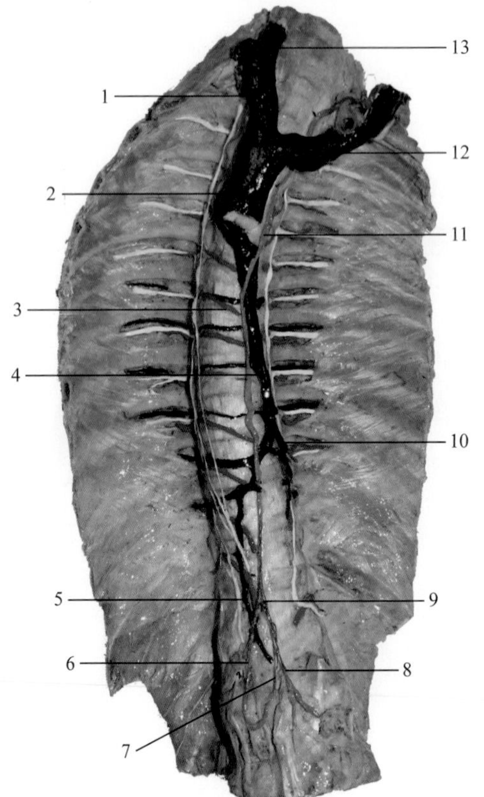

图 32 胸部静脉及淋巴管道

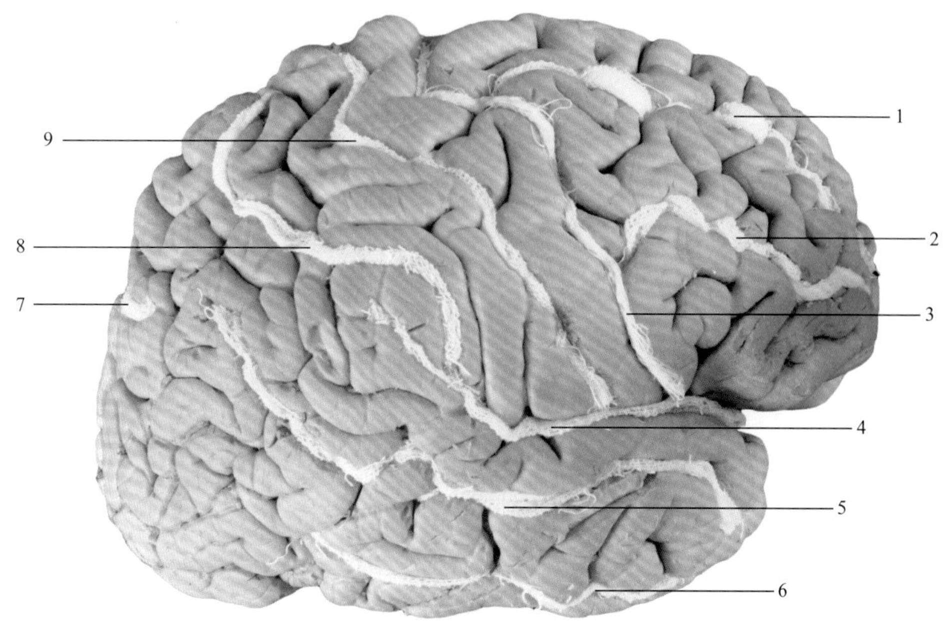

图 33 端脑的沟回（外上侧面观）

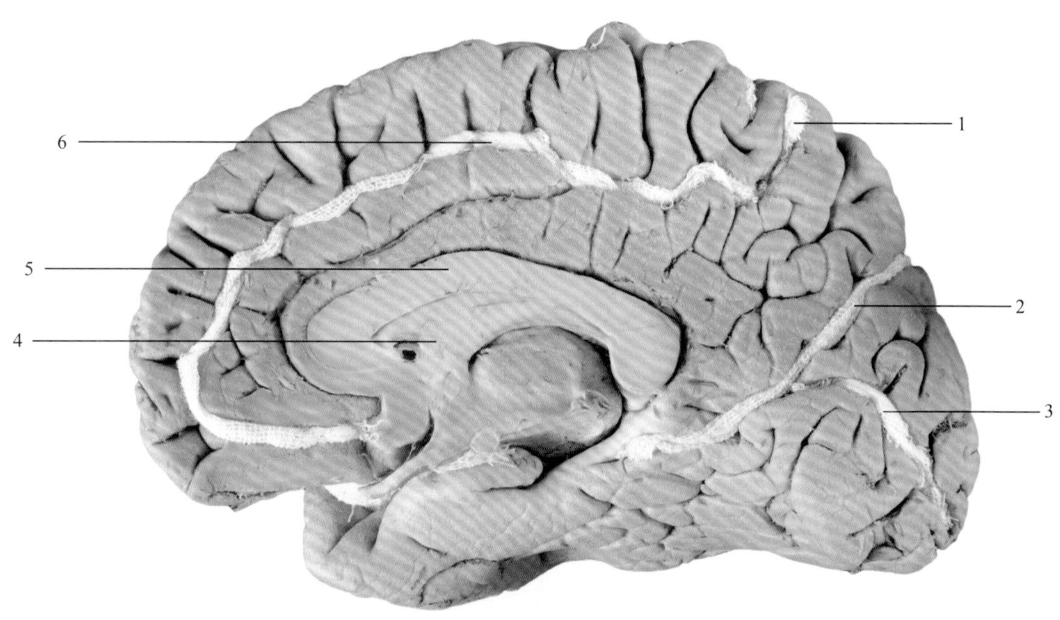

图 34 端脑的沟回（内侧面观）

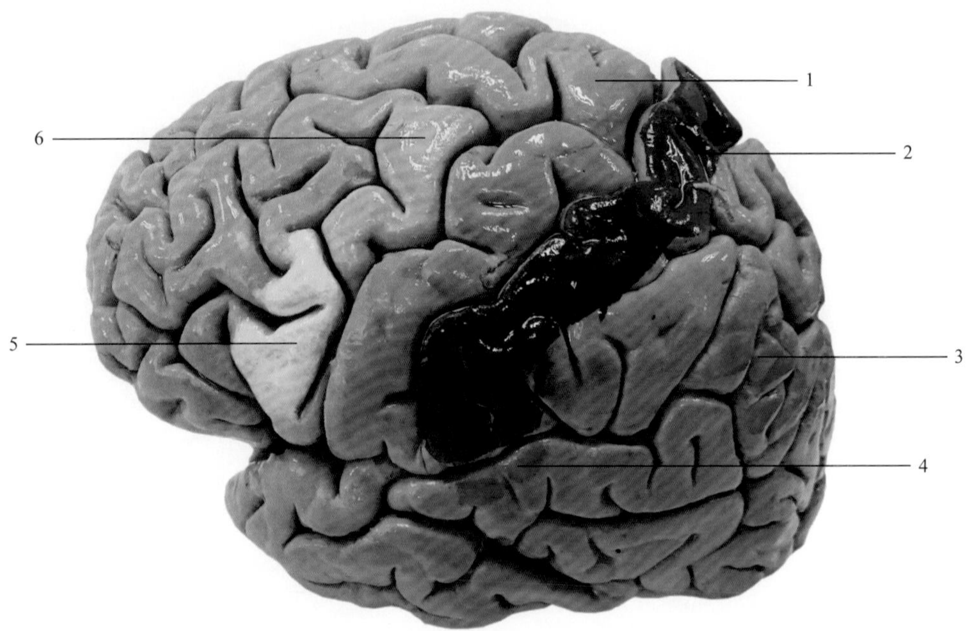

图 35 大脑皮质功能定位

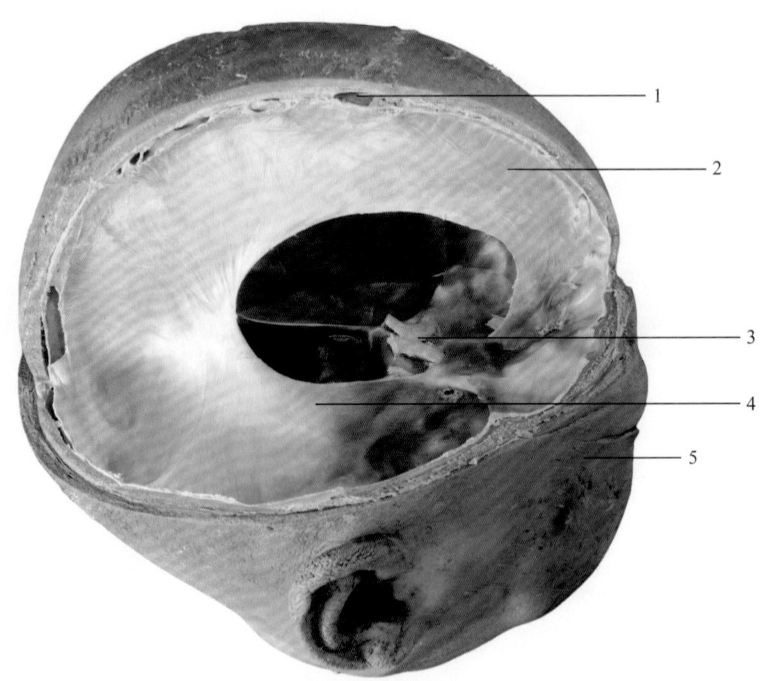

图 36 硬脑膜

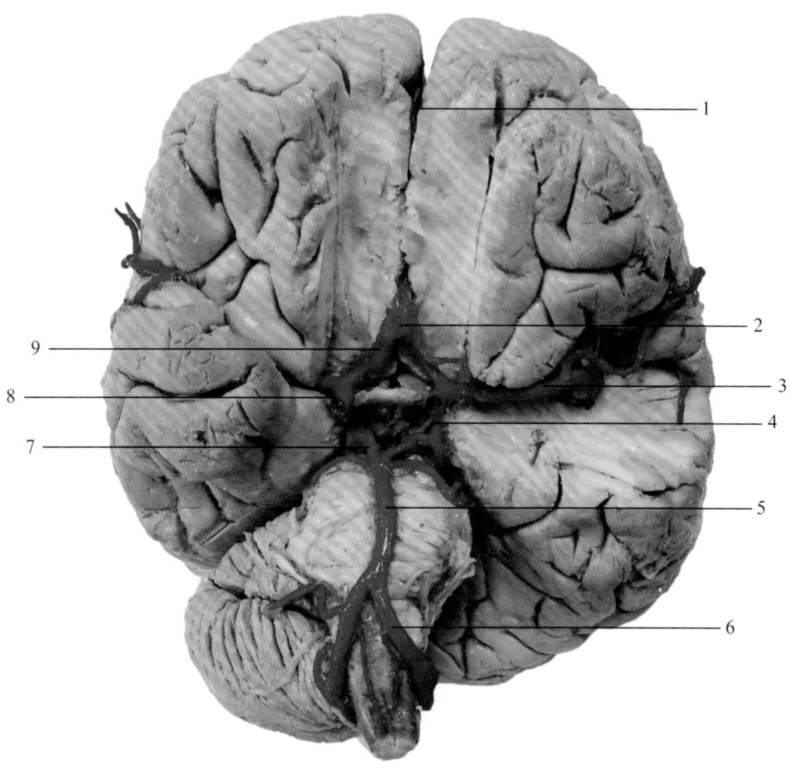

图 37 大脑动脉环

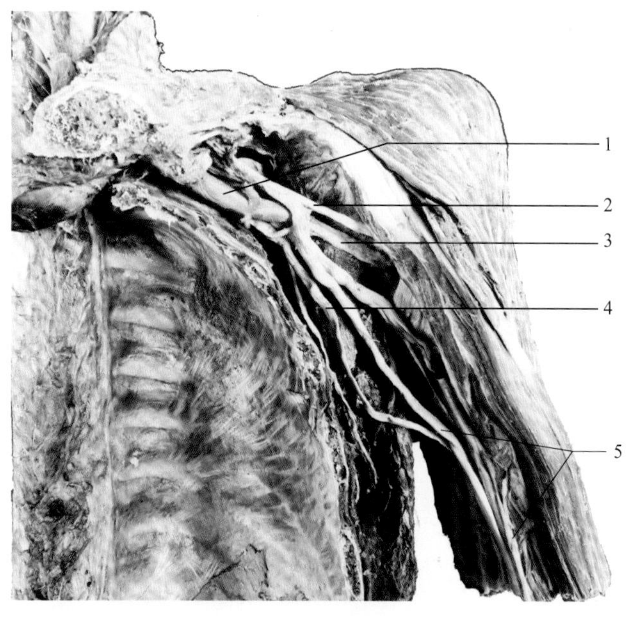

图 38 臂丛及分支

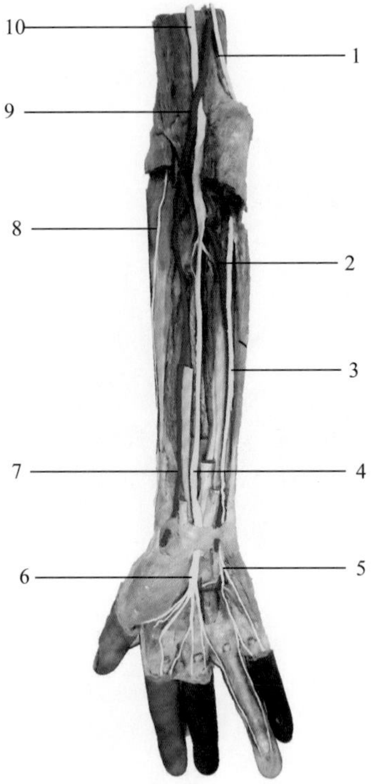

图 39　前臂的神经（前面观）

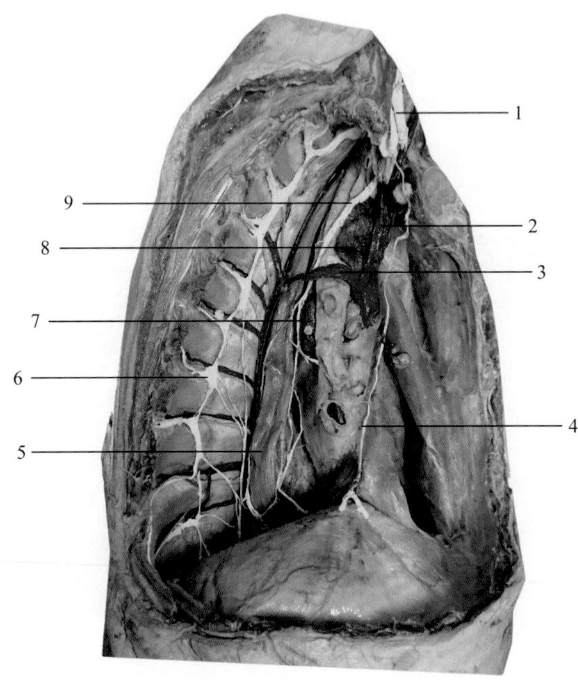

图 40　纵隔的神经（右侧面观）

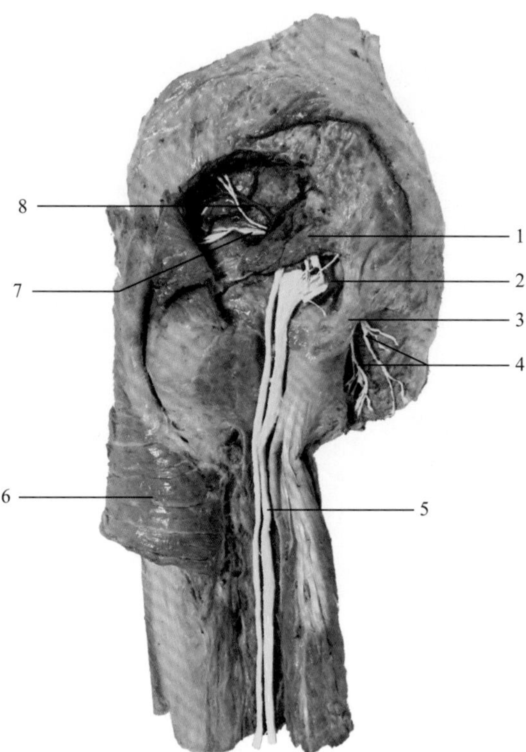

图 41 臀部的神经

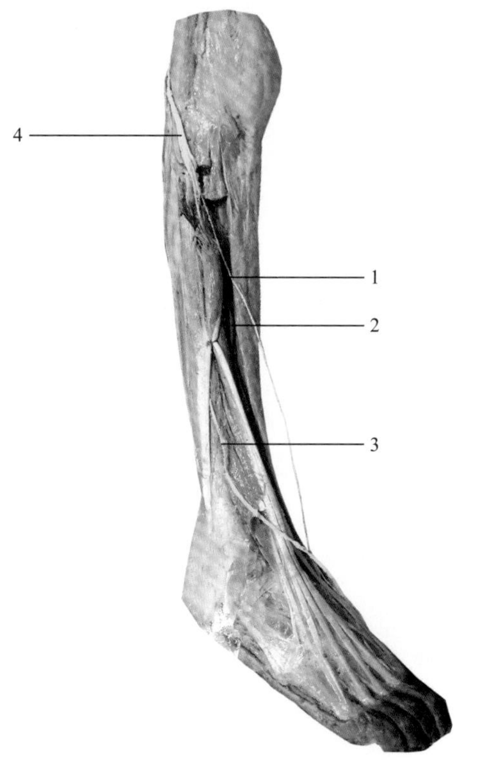

图 42 小腿的神经（深支）

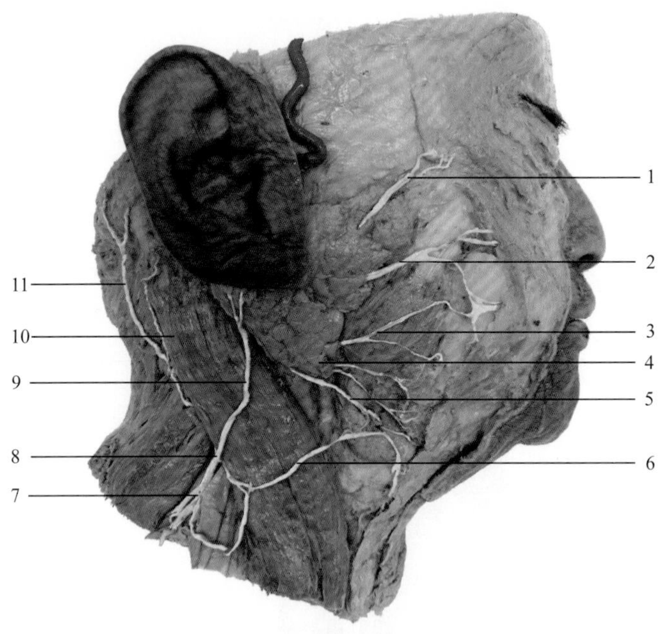

图 43 面神经与颈神经浅支

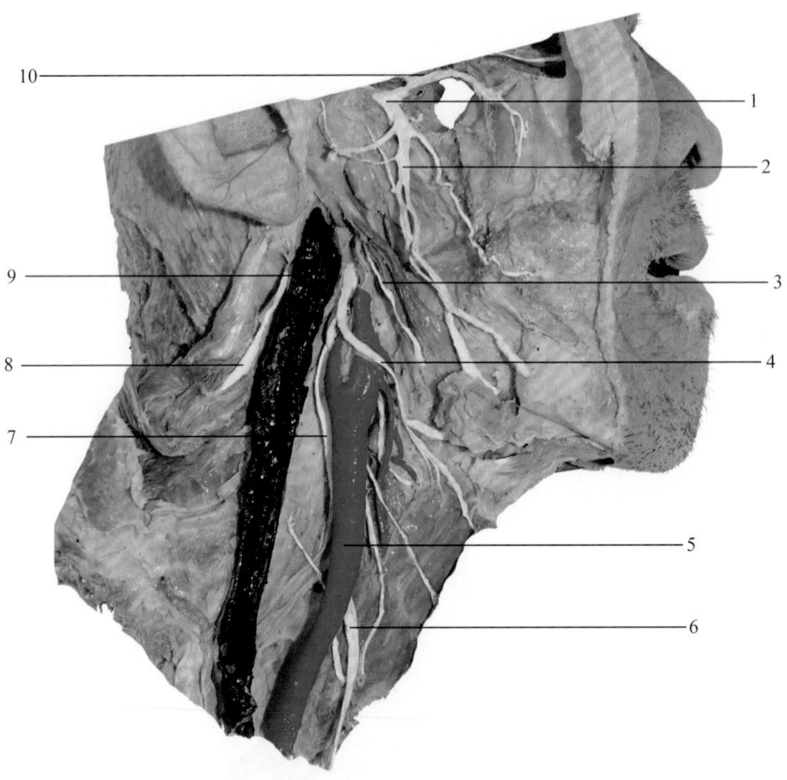

图 44 脑神经（三叉神经节）

#【附录二】 系统解剖学考试试题样卷

Ⅰ.系统解剖学考试试题样卷（48 学时）

一、单项选择题（每题 1 分，共 50 分）

说明：每题有 A、B、C、D 四个备选答案，请根据题意选择一个最佳答案。

1. 关于骨的描述，何者**有误**

A. 按形态分为长骨、短骨、扁骨和不规则骨　B. 红骨髓具有造血功能

C. 骨的无机质赋予骨的弹性　D. 按部位分为颅骨、躯干骨和四肢骨

2. 下列何者**不属于**脑颅骨

A. 蝶骨　B. 颞骨　C. 颧骨　D. 额骨

3. 胸骨角

A. 略微向前突　B. 为胸骨柄与体连接处

C. 两侧连接第 2 肋　D. 以上说法均正确

4. 下列何者**不能**在体表扪及

A. 股骨头　B. 内踝　C. 坐骨结节　D. 髂前上棘

5. 属关节辅助结构的是

A. 关节面　B. 关节囊　C. 关节盘　D. 关节腔

6. **不能**完成收、展运动的关节是

A. 肩关节　B. 肘关节　C. 髋关节　D. 腕关节

7. 有关节唇的关节是

A. 肩关节　B. 肘关节　C. 踝关节　D. 腕关节

8. **不参与**构成膝关节的骨是

A. 股骨下端　B. 胫骨上端　C. 腓骨上端　D. 髌骨

9. 腹前外侧壁三层扁肌，居于第二层的是

A. 腹外斜肌　B. 腹内斜肌　C. 腹横肌　D. 腹直肌

10. 主要的呼吸肌是

A. 膈　B. 斜方肌　C. 背阔肌　D. 肋间肌

11. 关于颏舌肌的描述，**错误**的是

A. 属于骨骼肌　B. 属于舌内肌

C. 双侧收缩可使舌前伸　D. 一侧收缩可使舌尖伸向对侧

12. 鼻咽癌好发于

A. 咽鼓管咽口　B. 咽鼓管圆枕　C. 咽隐窝　D. 梨状隐窝

13. 有结肠带的肠管是

A. 空肠与回肠　B. 盲肠　C. 阑尾　D. 直肠

14. 肝门位于肝脏面的

A. 横沟　B. 左纵沟　C. 右纵沟　D. 腔静脉沟

15. 下列何者**不属于**上呼吸道

A. 鼻　B. 咽　C. 喉　D. 气管

16. 鼻易出血区位于

A. 鼻中隔后上部　B. 鼻中隔前下部　C. 下鼻甲　D. 上鼻甲

17. 男性的生殖腺是

A. 前列腺　B. 精囊　C. 尿道球腺　D. 睾丸

18. 女性尿道的特点是

A. 宽、短、直　B. 宽、长、直　C. 窄、短、直　D. 窄、长、直

19. 防止子宫脱垂的结构是

A. 子宫圆韧带　B. 子宫阔韧带　C. 子宫主韧带　D. 子宫骶韧带

20. 输卵管结扎术的部位是

A. 输卵管子宫部　B. 输卵管峡　C. 输卵管壶腹　D. 输卵管漏斗

21. 男性尿道的第二个狭窄位于

A. 尿道内口　B. 尿道膜部　C. 尿道外口　D. 尿道前列腺部

22. 出入肾门的结构**不包括**

A. 肾血管　B. 肾盂　C. 肾的神经和淋巴管　D. 输尿管

23. 肺循环起于

A. 右心房　B. 左心房　C. 左心室　D. 右心室

24. 右房室口的纤维环上附着的瓣膜是

A. 三尖瓣　B. 主动脉瓣　C. 二尖瓣　D. 肺动脉瓣

25. 心的正常起搏点是

A. 窦房结　B. 房室结　C. 房室束　D. 左、右束支

26. 心表面心房与心室的分界标志是

A. 前室间沟　B. 后室间沟　C. 冠状沟　D. 界沟

27. 主动脉起自

A. 右心房　B. 左心房　C. 左心室　D. 右心室

28. 胸主动脉与腹主动脉的分界标志为

A. 食管裂孔　B. 主动脉裂孔　C. 腔静脉孔　D. 第 10 胸椎平面

29. 主动脉弓凸侧的分支中，**没有**

A. 左颈总动脉　B. 左锁骨下动脉　C. 头臂干　D. 右颈总动脉

30. 体表**不能**扪及搏动的动脉是

A. 颈总动脉　B. 锁骨下动脉　C. 髂内动脉　D. 股动脉

31. 下列何者**不属于**浅静脉

A. 颈外静脉　B. 贵要静脉　C. 肘正中静脉　D. 颈内静脉

32. 大隐静脉切开术的部位是

A. 内踝后方　B. 外踝后方　C. 内踝前方　D. 外踝前方

33. 肝门静脉**不收纳**下列哪个器官的静脉血

A. 肝　B. 胃　C. 脾　D. 胆囊

34. 下列何者**不属于**眼球中膜的结构

A. 虹膜　B. 脉络膜　C. 巩膜　D. 睫状体

35. 下列何者**不属于**眼球内容物

A. 房水　B. 视网膜　C. 晶状体　D. 玻璃体

36. 下列何者**不是**眼的屈光装置

A. 房水　B. 晶状体　C. 虹膜　D. 玻璃体

37. 视网膜感光最敏锐处是

A. 视网膜盲部　B. 黄斑　C. 中央凹　D. 视盘

38. 下列何者**不是**中耳的结构

A. 咽鼓管　B. 鼓室　C. 乳突窦和乳突小房　D. 前庭

39. 听觉感受器是

A. 螺旋器　B. 椭圆囊斑　C. 球囊斑　D. 壶腹嵴

40. 成人脊髓下端平对

A. 第 11 胸椎下缘　B. 第 1 腰椎下缘　C. 第 2 腰椎下缘　D. 第 3 腰椎下缘

41. 脊髓传导躯干下部和下肢本体感觉与精细触觉的传导束是

A. 薄束　B. 楔束　C. 脊髓丘脑束　D. 脊髓小脑束

42. 自脚间窝出脑的神经是

A. 滑车神经　B. 三叉神经　C. 展神经　D. 动眼神经

43. 听觉中枢（听区）位于

A. 颞上回　B. 颞中回　C. 颞下回　D. 颞横回

44. 脊神经

A. 有 31 对　B. 由前、后根在椎间孔处合成

C. 均为混合性　D. 以上都对

45. 支配三角肌的神经是

A. 腋神经　B. 正中神经　C. 肌皮神经　D. 尺神经

46. “猿手”是何神经受损所致

A. 胸长神经　B. 正中神经　C. 腋神经　D. 桡神经

47. 下列何者**不属于**混合性脑神经

A. 三叉神经　B. 面神经　C. 副神经　D. 舌咽神经

48. 支配表情肌的神经是

A. 面神经　B. 三叉神经　C. 副神经　D. 滑车神经

49. 与延髓相连的脑神经中，**没有**

A. 舌咽神经　B. 迷走神经　C. 面神经　D. 舌下神经

50. 交感神经的低级中枢位于

A. $L_1 \sim L_3$ 侧角　B. $T_1 \sim L_3$ 侧角　C. $T_1 \sim L_3$ 后角　D. $T_1 \sim L_3$ 前角

二、判断题（每题 1 分，共 10 分）

说明：判断下列说法是否正确，若正确，答 A；若错误，答 B。

1. 成人有 206 块骨。
2. 上颌骨是不成对的面颅骨。
3. 上颌窦为最大的鼻旁窦。
4. 一侧胸锁乳突肌收缩，使头向同侧倾斜，脸转向对侧。

5. 左主支气管粗、短、陡直，因此气管异物易坠入左主支气管。
6. 乳牙共 20 颗，恒牙共 32 颗。
7. 两输尿管口与尿道内口之间的三角区称膀胱三角。
8. 胆囊是储存和浓缩胆汁的器官。
9. 端脑分为额叶、顶叶、枕叶、颞叶和岛叶。
10. 产生脑脊液的结构为蛛网膜。

三、名词解释（每小题 3 分，共 12 分）

1. 椎间盘
2. 咽峡
3. 颈动脉窦
4. 白质

四、填空题（每空 0.5 分，共 15 分）

1. 滑膜关节的基本结构包括________、________和________；成对的脑颅骨包括________和________。

2. 小肠包括________、________和________三部。

3. 上颌窦开口于________，喉腔最狭窄的部位为________。

4. 泌尿系统由________、________、________和________组成；男性输精管结扎术的部位是________。

5. 右心房的入口有________、________和________。心的静脉血主要经________流入右心房。主动脉分为________、________和________三部。颈动脉小球属于________感受器。

6. 骨迷路包括________、________和________三部分；房水由________产生。

7. 管理面部皮肤感觉的神经是________；颈丛由________组成；运动性语言中枢（说话中枢）位于________。

五、简答题（共 13 分）

1. 列表简述唾液腺的名称、位置及导管开口。（3 分）
2. 简述胃的位置与分部。（3 分）
3. 简述肝门静脉的主要属支。（3 分）
4. 简述内囊的位置、形态、分部及损伤表现。（4 分）

系统解剖学考试试题样卷参考答案（48 学时）

一、单项选择题

1. C　2. C　3. D　4. A　5. C　6. B　7. A　8. C　9. B　10. A　11. B　12. C　13. B　14. A　15. D　16. B　17. D　18. A　19. C　20. B　21. B　22. D　23. D　24. A　25. A　26. C　27. C　28. B　29. D　30. C　31. D　32. C　33. A　34. C　35. B　36. C　37. C　38. D　39. A　40. B　41. A　42. D　43. D　44. D　45. A　46. B　47. C　48. A　49. C　50. B

二、判断题

1. A　2. B　3. A　4. A　5. B　6. A　7. A　8. A　9. A　10. B

三、名词解释

1. 椎间盘：是连结相邻椎体之间的纤维软骨盘，分为周围部的纤维环和中央的髓核两部分，其功能为连结椎体、缓冲震荡、增加脊柱的运动幅度。若纤维环破裂，髓核突出可压迫脊髓或脊神经，临床称椎间盘突出症。

2. 咽峡：由腭垂、腭帆游离缘、两侧腭舌弓和舌根共同围成，是口腔与咽的分界。

3. 颈动脉窦：为颈总动脉末端和颈内动脉起始处的膨大。窦壁血管外膜深面有丰富游离神经末梢，为压力感受器。当血压升高时，可刺激感受器，引起心跳反射性减慢，外周血管舒张，使血压下降。

4. 白质：在中枢神经系统中，神经纤维聚集处，新鲜标本呈亮白色，故称白质。

四、填空题

1. 关节面　关节囊　关节腔　顶骨　颞骨

2. 十二指肠　空肠　回肠

3. 中鼻道　声门裂

4. 肾　输尿管　膀胱　尿道　精索部

5. 上腔静脉口　下腔静脉口　冠状窦口　冠状窦　升主动脉　主动脉弓　降主动脉　化学

6. 骨半规管　前庭　耳蜗　睫状体

7. 三叉神经　第 1 ～ 4 颈神经前支　额下回后部

五、简答题

1. 唾液腺的名称、位置及导管开口

名称	位置	导管开口
腮腺	耳郭前下方	上颌第二磨牙牙冠所对应的颊黏膜
下颌下腺	下颌下三角	舌下襞
舌下腺	舌下襞深面	大管开口于舌下阜、小管开口于舌下襞

2. 胃的位置与分部

（1）胃的位置：中等程度充盈时，胃大部分位于左季肋区，小部分位于腹上区。其中贲门位于第 11 胸椎左侧，幽门位于第 1 腰椎右侧。

（2）胃的分部：胃分为 4 部，贲门附近的贲门部、胃底、胃体及幽门部，幽门部又分为幽门窦和幽门管两部分。

3. 肝门静脉的主要属支：肠系膜上静脉、肠系膜下静脉、脾静脉、胃左静脉、胃右静脉、胆囊静脉、附脐静脉。

4. 内囊的位置、形态、分部及损伤表现

（1）位置：位于尾状核、豆状核与背侧丘脑之间的白质板。

（2）形态：在脑的水平面上呈尖向内侧的“＞＜”形。

（3）分部：分为内囊前肢、内囊膝和内囊后肢 3 部。

（4）损伤表现：内囊损伤导致“三偏”征。

Ⅱ．系统解剖学考试试题样卷（72/88 学时）

一、单项选择题（每题 1 分，共 35 分）

说明：每题有 A、B、C、D、E 五个备选答案，请根据题意选择一个最佳答案。

1. **不能**作为体表骨性定位标志的是

A. 第 7 颈椎棘突　B. 肩胛下角　C. 胸骨角　D. 骶角　E. 骶岬

2. 下列何者**不属于**上肢骨

A. 肱骨　B. 股骨　C. 桡骨　D. 尺骨　E. 指骨

3. 有关节唇的关节是

A. 肩关节　B. 肘关节　C. 膝关节　D. 踝关节　E. 腕关节

4. 下列何者**不属于**前臂肌

A. 肱桡肌　B. 肱肌　C. 桡侧腕屈肌　D. 尺侧腕屈肌　E. 指浅屈肌

5. 下列何者**不属于**脑颅骨

A. 顶骨　B. 颞骨　C. 蝶骨　D. 颧骨　E. 筛骨

6. ┼^{5}表示

A. 右上颌第一前磨牙　B. 左上颌第一前磨牙

C. 左上颌第二前磨牙　D. 右上颌第二前磨牙

E. 左上颌第一磨牙

7. 异物易嵌顿的部位为

A. 咽峡　B. 喉口　C. 口咽　D. 梨状隐窝　E. 蝶筛隐窝

8. **不属于**上消化道的是

A. 口腔　B. 咽　C. 食管　D. 胃　E. 空肠

9. 下列何者**不参与**组成肝外胆道系统

A. 胆囊　B. 肝左、右管　C. 小叶间胆管　D. 肝总管　E. 胆总管

10. 关于脾的描述，**错误**的是

A. 是人体最大的淋巴器官　B. 位于左季肋区

C. 位于第 9 ～ 11 肋深面　D. 其长轴与第 10 肋一致

E. 可触及脾切迹

11. 出入肝门的结构**不包括**

A. 肝固有动脉左、右支　B. 肝左、右管

C. 肝静脉　D. 肝门静脉左、右支

E. 肝的神经、淋巴管

12. 开口于中鼻道的是

A. 额窦　B. 蝶窦

C. 鼻泪管　D. 后筛窦

E. 以上均是

13. 关于咽的说法，**错误**的是

A. 是消化和呼吸共同的通道　B. 上至颅底

C. 可分为鼻咽、口咽和喉咽三部分
D. 下端在第 6 颈椎下缘平面接喉
E. 其前壁不完整，与鼻腔、口腔和喉腔相通

14. 呼吸道唯一完整的软骨环是
A. 甲状软骨
B. 会厌软骨
C. 环状软骨
D. 杓状软骨
E. 气管软骨

15. 右主支气管
A. 粗而短，走向垂直
B. 细而长，走向垂直
C. 粗而长，走向垂直
D. 细而长，走向较水平
E. 粗而长，走行较水平

16. 关于肺的描述，何者**有误**
A. 位于胸腔内
B. 呈圆锥形，包括一尖、一底、两面、三缘
C. 肺尖经胸廓上口突至颈根部
D. 两肺均有水平裂
E. 胎儿的肺内没有空气

17. 下列何者**不位于**纵隔内
A. 气管
B. 食管
C. 心
D. 胸导管
E. 肺

18. 关于肾的描述，何者**有误**
A. 为实质性器官
B. 左侧高、右侧低
C. 为腹膜外位器官
D. 由表层的髓质和深层的皮质构成
E. 表面包被纤维囊、脂肪囊和肾筋膜

19. 对输尿管的描述，**错误**的是
A. 属腹膜外位器官
B. 平第 2 腰椎上缘起于肾盂末端
C. 有三个生理性狭窄
D. 全长分为腹部、盆部和壁内部三部
E. 女性的子宫动脉从其后上方绕过

20. 男性的生殖腺是
A. 睾丸
B. 附睾
C. 精囊
D. 精索
E. 前列腺

21. 关于输卵管的描述，**错误**的是
A. 内侧端经输卵管子宫口开口于子宫腔
B. 输卵管峡是输卵管结扎术的部位
C. 输卵管壶腹是卵子受精的部位
D. 外侧端经输卵管腹腔口开口于腹膜腔
E. 输卵管峡是宫外孕的好发部位

22. 膀胱肿瘤的好发部位是
A. 膀胱底
B. 膀胱颈
C. 膀胱体
D. 膀胱三角
E. 膀胱任何部位

23. 关于子宫的形态描述，**错误**的是
A. 呈倒置的梨形
B. 分为子宫底、子宫体和子宫颈三部
C. 未产妇子宫口多为横裂状
D. 子宫颈阴道部为肿瘤好发部位

E. 子宫腔呈倒三角形

24. **没有**系膜的器官是

A. 降结肠　B. 横结肠

C. 乙状结肠　D. 阑尾

E. 空肠

25. 关于心的叙述，**错误**的是

A. 位于中纵隔内　B. 约 2/3 位于正中线左侧

C. 后方平对第 5~8 胸椎　D. 心的长轴与身体正中线成 45°

E. 可分为一尖、一底、三面、三缘和四沟

26. 右心房结构中，**没有**

A. 上腔静脉口　B. 下腔静脉口

C. 肺动脉口　D. 卵圆窝

E. 冠状窦口

27. 下列哪条动脉**不是**颈外动脉的分支

A. 面动脉　B. 颞浅动脉

C. 甲状腺上动脉　D. 舌动脉

E. 脑膜中动脉

28. 下列何者**不属于**浅静脉

A. 头臂静脉　B. 颈外静脉

C. 大隐静脉　D. 头静脉

E. 肘正中静脉

29. 胸导管**不收纳**的淋巴干是

A. 肠干　B. 左腰干

C. 右腰干　D. 左锁骨下干

E. 右锁骨下干

30. 视觉感受器是

A. 眼球　B. 角膜

C. 视网膜　D. 神经节细胞

E. 视锥细胞和视杆细胞

31. “垂腕症”是哪条神经损伤所致

A. 腋神经　B. 尺神经　C. 正中神经　D. 桡神经　E. 肌皮神经

32. 唯一从脑干背面发出的脑神经为

A. 动眼神经　B. 滑车神经　C. 展神经　D. 三叉神经　E. 舌下神经

33. **不属于**基底核的是

A. 面神经核　B. 豆状核　C. 尾状核　D. 屏状核　E. 杏仁体

34. 只受对侧大脑皮质支配的脑神经核是

A. 舌下神经核　B. 动眼神经核　C. 滑车神经核　D. 面神经核　E. 副神经核

35. 第Ⅰ躯体运动区位于

A. 中央前回和中央旁小叶前部　B. 中央后回和中央旁小叶后部

C. 距状沟两侧的皮质　D. 颞横回　E. 扣带回

二、多项选择题（每题 1 分，共 5 分）

说明：每题至少有两个及以上的正确选项，多选或漏选均不得分。

1. 下列能屈膝关节的肌有

A. 股直肌　　B. 股二头肌　　C. 缝匠肌　　D. 半腱肌　　E. 半膜肌

2. 参与组成咽峡的结构有

A. 腭垂　　B. 腭舌弓　　C. 腭咽弓　　D. 腭帆游离缘　　E. 舌根

3. 属于腹膜内位器官的有

A. 胃　　B. 横结肠　　C. 膀胱　　D. 乙状结肠　　E. 脾

4. 腹腔干的一级分支有

A. 回结肠动脉　　B. 脾动脉　　C. 肝固有动脉　　D. 胃左动脉　　E.肝总动脉

5. 通过内囊后肢的纤维束有

A. 皮质核束　　B. 皮质脊髓束　　C. 视辐射　　D. 丘脑中央辐射　　E. 听辐射

三、名词解释（每题 3 分，共 15 分）

1. 翼点
2. 齿状线
3. 肾门
4. 三尖瓣复合体
5. 灰质和神经核

四、填空题（每空 0.5 分，共 30 分）

1. 全身骨按部位可分为________、________和________；无椎体、椎弓和棘突的椎骨是________。________可作为计数椎骨序数的标志；胸骨自上而下分为________、________和________三部分；颅后窝的孔裂有________、________、________和________。

2. 主要的呼吸肌是________；通过斜角肌间隙的结构有________和________；参与前臂旋前的肌有________和________；既能屈髋又能屈膝的肌是________。

3. 含有味蕾的舌乳头包括________、________和________；胃大部分位于________，小部分位于________；直肠在矢状面上形成两个弯曲，分别是________和________。

4. 喉腔最狭窄的部位是________；壁胸膜分为________、________、________和________四部；胸膜腔最低处是________；胸膜下界在腋中线处与________相交。

5. 膀胱三角由两________与________围成；男性生殖系统的附属腺包括________、________和________。

6. 心的正常起搏点是________；房间隔缺损好发于________；胸导管注入________；主动脉弓凸侧的 3 大分支，自右向左依次为________、________和________；颈外静脉沿________表面下行。

7. 眼的屈光装置包括________、________、________和________。听觉感受器位于________。

8. 交感神经的低级中枢位于________________；视觉性语言中枢位于________，视觉区位于________；小脑的功能有________、________和________；经过内囊膝的下行纤维束为________；感觉性脑神经包括________、________和________；支配外直肌的神经是________。

五、简答题（共 15 分）

1. 列表简述膈上孔裂的名称、平面和通过的结构。（3 分）
2. 简述阑尾根部、胆囊底、胸膜顶和心尖的体表投影。（4 分）
3. 依据题意填表。（4 分）

下列动脉起自动脉	下列静脉汇入静脉
脑膜中动脉	肠系膜上静脉
胸肩峰动脉	大隐静脉
阑尾动脉	面静脉
胆囊动脉	奇静脉

4. 简述脑干内躯体运动核和特殊内脏运动核的名称。（4 分）

系统解剖学考试试题样卷参考答案（72/88 学时）

一、单项选择题

1.E 2.B 3.A 4.B 5.D 6.C 7.D 8.E 9.C 10.E 11.C 12.A 13.D 14.C 15.A 16.D 17.E 18.D 19.E 20.A 21.E 22.D 23.C 24.A 25.E 26.C 27.E 28.A 29.E 30.E 31.D 32.B 33.A 34.A 35.A

二、多项选择题

1. BCDE 2. ABDE 3. ABDE 4. BDE 5. BCDE

三、名词解释

1. 翼点：位于颞窝前下部，由额骨、顶骨、蝶骨和颞骨交汇处形成的呈“H”形的骨缝。翼点处骨质较薄弱，其内面有脑膜中动脉前支通过。该处发生骨折易损伤脑膜中动脉前支，导致硬膜外血肿。

2. 齿状线：由肛柱下端和肛瓣边缘连结形成的锯齿状环形线，是皮肤和黏膜的分界线，齿状线以上肠壁内面覆盖黏膜，以下覆盖皮肤；齿状线上、下方肠壁的动脉血供、静脉回流和淋巴引流及神经支配均不相同。其是划分内、外痔的标志，发生于齿状线以上的为内痔，以下者为外痔。

3. 肾门：位于肾内侧缘中部的凹陷处，有肾动脉、肾静脉、肾盂及肾的神经、淋巴管出入。

4. 三尖瓣复合体：是三尖瓣环、三尖瓣、腱索和乳头肌的总称。当右心室收缩时，三尖瓣环缩小，血流的推动使三尖瓣闭合，又由于乳头肌收缩和腱索的牵拉使三尖瓣不至翻向右心房，从而防止血液反流入右心房。三尖瓣复合体任何一个结构受损，都会导致三尖瓣关闭不全，引起血流动力学改变。

5. 灰质和神经核：在中枢神经系统内，神经元的胞体和树突聚集的部位，在新鲜标本上色泽灰暗，称灰质。在中枢神经系统内，形态和功能相似的神经元胞体及其树突聚集成的团块状结构称神经核。

四、填空题

1. 颅骨　躯干骨　四肢骨　寰椎（第 1 颈椎）　第 7 颈椎棘突　胸骨柄　胸骨体　剑突　枕骨大孔　舌下神经管内口　颈静脉孔　内耳门

2. 膈　臂丛　锁骨下动脉　旋前圆肌　旋前方肌　缝匠肌

3. 菌状乳头　轮廓乳头　叶状乳头　左季肋区　腹上区　骶曲　会阴曲

4. 声门裂　肋胸膜　膈胸膜　胸膜顶　纵隔胸膜　肋膈隐窝　第 10 肋

5. 输尿管口　尿道内口　前列腺　精囊　尿道球腺

6. 窦房结　卵圆窝　左静脉角　头臂干　左颈总动脉　左锁骨下动脉　胸锁乳突肌

7. 角膜　房水　晶状体　玻璃体　基底膜（螺旋膜）

8. 脊髓 $T_1 \sim L_3$ 节段灰质侧角的中间外侧核　角回　枕叶距状沟两侧的皮质　维持身体平衡　调节肌张力　协调骨骼肌的随意运动　皮质核束　嗅神经　视神经　前庭蜗神经　展神经

五、简答题

1. 膈上孔裂的名称、平面和通过结构

孔裂名称	平面	通过结构
主动脉裂孔	第 12 胸椎平面	主动脉和胸导管
食管裂孔	第 10 胸椎平面	食管和迷走神经
腔静脉孔	第 8 胸椎平面	下腔静脉

2. 阑尾根部、胆囊底、胸膜顶和心尖的体表投影

（1）阑尾根部的体表投影：位于脐与右髂前上棘连线的中、外 1/3 交点处（或左、右髂前上棘连线的中、右 1/3 交点处）。

（2）胆囊底的体表投影：位于右锁骨中线（或右腹直肌外侧缘）与右肋弓交点稍下方。

（3）胸膜顶的体表投影：高出锁骨内侧 1/3 段上方 2 ～ 3cm。

（4）心尖的体表投影：位于左侧第 5 肋间隙、左锁骨中线内侧 1 ～ 2cm 处。

3.

动脉起自动脉		静脉汇入静脉	
脑膜中动脉	上颌动脉	肠系膜上静脉	肝门静脉
胸肩峰动脉	腋动脉	大隐静脉	股静脉
阑尾动脉	回结肠动脉	面静脉	颈内静脉
胆囊动脉	肝固有动脉右支	奇静脉	上腔静脉

4. 脑干内躯体运动核和特殊内脏运动核的名称

（1）躯体运动核：动眼神经核、滑车神经核、展神经核和舌下神经核。

（2）特殊内脏运动核：三叉神经运动核、面神经核、疑核和副神经核。

【附录三】 脊髓和脑干常见损伤及临床表现

一、脊髓的常见损伤及临床表现

（一）脊髓横贯性损伤

当脊髓遭受严重创伤或病理损害时，脊髓与高级中枢的联系中断，临床表现为受损平面以下全部感觉丧失、弛缓性瘫痪、肌肉松弛；各种脊髓反射及病理反射均消失；排尿与排便功能丧失；同时伴有外周血管扩张、血压下降、心动过缓、体温降低及呼吸功能障碍等，这种因脊髓暂时丧失反射活动能力而进入无反应状态的现象称为**脊髓休克**。

脊髓休克为一种暂时现象，以后各种反射可逐渐恢复。恢复时间的快慢与动物种类密切相关。低等动物（如蛙类）在脊髓离断后数分钟内即可恢复反射，而犬需数天，猴需数周，人类脊髓休克恢复则需数周至数月。各种反射的恢复时间也不相同，如屈肌反射、腱反射等较简单的反射恢复最早，之后是对侧伸肌反射等较复杂反射的恢复，最后是排尿与排便反射的恢复。

虽然脊髓原有的反射功能在数周至数月后可逐渐恢复，但因传导束纤维难以再生，脊髓不仅失去了脑的易化作用，也失去了脑的抑制作用，因而恢复后的腱反射和肌张力均高于正常，而离断水平以下的感觉和运动功能不能恢复。

（二）脊髓半横贯损伤（布朗 - 塞卡综合征 Brown-Séquard syndrome）

脊髓半横贯损伤分为完全性和不完全性损伤，完全性损伤较少见，多为不完全性损伤，其损伤原因包括脊髓压迫症、出血、炎症及外伤等。损伤的结构为一侧的脊髓后角、前角，薄束与楔束，锥体束，脊髓丘脑侧束等。临床表现：同侧损伤平面以下深感觉丧失、肢体痉挛性瘫痪、腱反射亢进、病理反射阳性。对侧损伤平面 1 ～ 2 个脊髓节段以下痛觉和温度觉丧失，但触觉功能保留。由于一侧骶神经完整，大小便功能仍正常。

（三）脊髓前角损伤

脊髓前角损伤最常见的病为脊髓灰质炎（小儿麻痹症）和进行性脊髓性肌萎缩。由于前角运动神经元受损，导致反射弧中断，临床表现为这些运动神经元支配的骨骼肌弛缓性瘫痪、肌张力降低、腱反射减弱或消失、肌萎缩，无病理反射。

（四）白质前连合病变综合征

白质前连合是灰质前连合前方连接两侧白质的纤维及左、右交叉的纤维，最重要的是脊髓丘脑前束和侧束的交叉纤维。白质前连合损伤多见于脊髓空洞症、髓内肿瘤等。临床表现为两侧对称性、节段性、分离性感觉障碍，即损伤平面 1 ～ 2 个脊髓节段以下皮肤痛、温觉减退或丧失。因传导深感觉与精细触觉的纤维位于后索，故深感觉和精细触觉正常。同时由于脊髓丘脑前束有部分纤维不交叉，故粗触觉所受影响不大。

（五）马尾 - 圆锥损伤综合征

由脊髓胸、腰结合段或其下方脊柱的严重创伤所致。临床表现：①支配区肌肉下运动神经元瘫痪，临床表现为弛缓性瘫痪；因神经纤维排列紧密，故损伤后其支配区所有感觉丧失；骶部反射部分或全部丧失，膀胱和直肠弛缓性瘫痪，因括约肌张力降低，出现大小便失禁。若马尾损伤程度较轻，可和其他周围神经一样再生，甚至完全恢复，如损伤严重或完全断裂则不易自愈。

二、脑干的常见损伤及临床表现

（一）中脑损伤

1. 韦伯（Weber）综合征（大脑脚综合征，动眼神经交叉性偏瘫） 是中脑最常见的综合征，见于中脑大脑脚部位的局灶性病变，包括脑血管病（如大脑后动脉分支阻塞）、中脑肿瘤、小脑幕裂孔疝等。其病变部位位于中脑大脑脚腹侧，导致动眼神经和位于大脑脚中部3/5的锥体束受损。临床表现：①同侧动眼神经麻痹：上睑下垂，除外直肌和上斜肌外的眼球外肌瘫痪，瞳孔斜向外下方，瞳孔散大，对光反射消失；②对侧偏瘫：对侧上、下肢肌瘫痪（皮质脊髓束损伤），对侧面神经核上瘫（眼裂以下的表情肌瘫痪）和舌下神经核上瘫（舌肌瘫痪）。

2. 克洛德（Claude）综合征（中脑震颤综合征） 其病因为脑血栓、动脉瘤、外伤或肿瘤等。其病灶位于红核区，波及动眼神经纤维和红核。临床表现：同侧动眼神经麻痹（除外直肌和上斜肌外的其余眼球外肌瘫痪、瞳孔散大）；对侧小脑性共济失调、运动性震颤。

3. 贝内迪克特（Benedikt）综合征 由脑血栓（基底动脉脚间支或大脑后动脉阻塞）、脑出血、外伤、肿瘤等所致。其病灶位于红核下部，波及动眼神经纤维、内侧丘系、红核及黑质。临床表现：①动眼神经麻痹：同侧除外直肌和上斜肌外的其余眼球外肌瘫痪、瞳孔散大；②内侧丘系损伤：对侧躯干与上、下肢本体感觉（位置觉、运动觉及震动觉）及精细触觉障碍；③红核损伤：震颤、舞蹈样动作、手足徐动症等运动过度表现。④黑质损伤：肌肉强直。

（二）脑桥损伤

1. 展神经交叉性偏瘫（脑桥基底部综合征） 其病因包括脑血管疾病（如基底动脉的脑桥支阻塞）、炎症、肿瘤等。病灶位于脑桥基底部内侧，主要波及锥体束、展神经根等结构。临床表现：①展神经根损伤：同侧外直肌瘫痪（瞳孔内斜视）；②锥体束损伤：对侧上、下肢肌瘫痪。

2. 脑桥背侧部综合征 其病因主要有脑血管疾病（如小脑下前动脉或小脑上动脉的背外侧支阻塞）、肿瘤等，病灶位于脑桥被盖部。主要临床表现：①同侧：眼外直肌瘫痪（展神经核损伤）；面肌瘫痪（面神经核损伤）；眼球震颤（前庭神经核损伤）；头面部痛温觉障碍（三叉神经脊束损伤）；Horner综合征（下丘脑至下颈髓中间外侧核的交感神经下行纤维受损）；上、下肢共济失调（小脑下脚和脊髓小脑前束受损）。②对侧：躯干及四肢痛、温觉障碍（脊髓丘脑束损伤）；对侧躯干及四肢本体觉和精细触觉障碍（内侧丘系损伤）。

3. 小脑上动脉综合征（脑桥上外侧综合征） 其主要病因为小脑上动脉血栓形成。病灶位于脑桥上外侧部，波及的结构有三叉神经脊束、从丘脑下部至脊髓的交感神经纤维、小脑中脚、脊髓丘系纤维等。主要临床表现：①同侧Horner综合征（从丘脑下部至脊髓的交感神经纤维损伤）；小脑性共济失调、肌张力降低、运动性震颤等（小脑中脚损伤）。②对侧面部和肢体痛、温觉丧失（三叉神经脊束、脊髓丘脑束损伤）。

（三）延髓损伤

1. 德热里纳（Dejerine）综合征（延髓内侧综合征，舌下神经交叉性偏瘫） 多由血管病变所致（如脊髓前动脉闭塞、椎动脉及其分支或基底动脉后部血管阻塞）。其病灶位于延髓腹侧、橄榄内侧。主要临床表现：①同侧舌肌瘫痪、萎缩，伸舌时舌尖偏向瘫痪侧（舌下神经损伤）；②对侧肢体痉挛性瘫痪（锥体束损伤）；③对侧躯干、四肢本体感觉（位置觉、运动觉、震动觉）减退或丧失与精细触觉障碍（内侧丘系损伤）。

2. 瓦伦贝格（Wallenberg）综合征（延髓背外侧综合征） 其病因多为椎动脉或小脑下后动脉阻塞。病灶位于延髓外侧部，波及前庭神经核、疑核、三叉神经脊束和脊髓丘脑束、小脑下脚、下丘脑至脊髓的交感神经纤维等。主要临床表现：①同侧头面部痛、温觉障碍（三叉神经脊束 / 核损伤）；②对侧躯干和上下肢痛、温觉障碍（脊髓丘脑束损伤）；③同侧软腭麻痹、痛觉减退、咽喉肌麻痹、吞咽困难、声音嘶哑，咽反射减弱或丧失（疑核损伤）；④眩晕、恶心、呕吐及眼球震颤（前庭神经核受损）；⑤同侧 Horner 综合征（不全型），主要表现为瞳孔缩小、上睑轻度下垂等（下丘脑至脊髓的交感神经纤维损伤）；⑥同侧躯干和上、下肢共济失调（小脑下脚损伤）。

3. 延髓后部综合征 其病因为供应脑干的动脉闭塞或肿瘤。病灶位于延髓后部一侧近中线处，波及的结构包括舌咽神经根、迷走神经根、副神经根、舌下神经根、脊髓丘脑束等。主要临床表现：①同侧软腭麻痹、痛觉减退（舌咽神经根损伤）；②同侧咽喉肌麻痹（迷走神经根损伤）；③同侧斜方肌、胸锁乳突肌瘫痪、萎缩（副神经根损伤）；④同侧舌肌瘫痪、萎缩（舌下神经根损伤）；⑤对侧躯干和上下肢痛、温觉减退或消失（脊髓丘脑束损伤）。